Ludwig Lichtheim

Die Störungen des Lungenkreislaufs und ihr Einfluss auf den

Blutdruck

Eine pathologische Expermental-Untersuchung

Ludwig Lichtheim

Die Störungen des Lungenkreislaufs und ihr Einfluss auf den Blutdruck
Eine pathologische Expermental-Untersuchung

ISBN/EAN: 9783743362246

Hergestellt in Europa, USA, Kanada, Australien, Japan

Cover: Foto ©berggeist007 / pixelio.de

Manufactured and distributed by brebook publishing software (www.brebook.com)

Ludwig Lichtheim

Die Störungen des Lungenkreislaufs und ihr Einfluss auf den Blutdruck

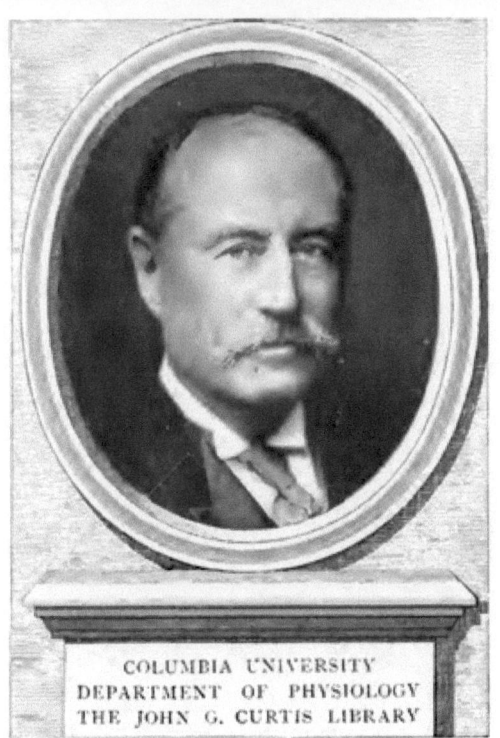

DIE STÖRUNGEN

DES

LUNGENKREISLAUFS

UND IHR

EINFLUSS AUF DEN BLUTDRUCK.

EINE PATHOLOGISCHE EXPERIMENTAL-UNTERSUCHUNG

VON

DR. LUDWIG LICHTHEIM,

SEKUNDÄRARZT DER MEDICINISCHEN POLIKLINIK DER UNIVERSITÄT BRESLAU.

MIT ZWEI TAFELN.

BERLIN, 1876.
VERLAG VON AUGUST HIRSCHWALD
68. UNTER DEN LINDEN.

Herrn

Professor Dr. J. Cohnheim

in treuer Verehrung

gewidmet.

Wird auf irgend eine Weise ein erheblicher Theil des Stromgebietes der Lungenarterie der Circulation entzogen, so wird der rechte Ventrikel nicht mehr im Stande sein, durch den bedeutend verengerten Gesammtquerschnitt des Lungenkreislaufs dasselbe Blutquantum ins linke Herz zu fördern. Der linke Ventrikel und die Arterien des grossen Kreislaufs werden weniger reichlich mit Blut gespeist, und entsprechend der geringeren Gefässfüllung sinkt der arterielle Druck. Das rechte Herz hingegen und der venöse Antheil des grossen Kreislaufs sind stärker angefüllt, als in der Norm, der Blutdruck in diesen Abschnitten des Gefässsystems ist gestiegen. Eine Ausgleichung dieser abnormen Verhältnisse wird erst dann stattfinden können, wenn das rechte Herz Zeit gefunden hat, seine Arbeitsleistung den erhöhten Anforderungen entsprechend zu steigern. Dies geschieht durch Zunahme seiner Muskulatur, und entsprechend der sich allmählich ausbildenden compensatorischen Hypertrophie des rechten Ventrikels steigt die Stromgeschwindigkeit in den offen gebliebenen Theilen der Lungenarterie so lange, bis schliesslich dieselbe Blutmenge in der Zeiteinheit durch die Gefässlichtung passirt, und damit die normalen Circulationsverhältnisse wiederhergestellt sind.

Es sind die eben entwickelten Anschauungen ganz allgemein acceptirte, sie sind überall da wiederzufinden, wo die Folgen eines Verschlusses der Lungenarterie und ihrer Aeste erörtert werden. Ja, es erschien dieses Raisonnement so zwingend, es ergab sich so unmittelbar aus unsern Vorstellungen vom Kreislauf, dass eine experimentelle Prüfung desselben nicht für nöthig gehalten wurde.

Auch die Resultate der klinischen Beobachtung schienen in demselben Sinne verwerthbar. Es sind hauptsächlich zwei pathologische Vorgänge, die für uns in Betracht kommen. Erstens die Verschliessung der arteria pulmonalis durch eingewanderte Pfröpfe, die Embolie der Lungenarterie. So häufig dieser Vorgang ist, so selten sind doch die Fälle, welche für eine Entscheidung unserer Frage herangezogen werden können. Die grosse Mehrzahl der Embolien der Lungenarterie betreffen kleinere Aeste derselben, und da die klinischen Hülfsmittel, die Variationen des menschlichen Blutdrucks zu beobachten, nicht sehr vollkommene sind, so ist auch nicht zu erwarten, dass die Folgen so geringfügiger Kreislaufstörungen unserer Beobachtung zugänglich sein werden. Andererseits stellen gerade das grösste Contingent für Lungenembolien solche Kranke, bei denen schon anderweitig Momente genug vorliegen, welche für ein Sinken des arteriellen, ein Steigen des venösen Drucks verantwortlich gemacht werden können, und die deshalb für eine reine Beobachtung unbrauchbar sind. Immerhin wird von einzelnen Autoren als Folge von Verstopfungen grösserer Lungenarterienäste ein plötzliches Kleinwerden des Pulses bei fortbestehender starker Herzaktion beschrieben und sogar als wichtiges Moment für die Erkennung grösserer Lungenembolien geltend gemacht. Am prägnantesten tritt diese Auffassung bei Gerhardt[1]) hervor. Es führt dieser Autor, aus dessen Abhandlung über den haemorrhagischen Infarkt ich einige darauf bezügliche Stellen anführe, einen grossen Theil der Symptome der Lungenembolien auf Anämie des Arteriensystems zurück. «Je mehr von der Pulmonalbahn verschlossen wird,» sagt er z. B. «um so sicherer ist ein Anfall von Bewusstlosigkeit, der die Scene eröffnet. Die plötzliche Verminderung der Blutzufuhr zum Gehirn verursacht ihn. Unter Umständen treten convulsivische Bewegungen hinzu, gleichfalls aus Hirnanämie leicht erklärlich. — Kurz nach einem solchen Anfall,» lautet eine andere Stelle, «findet man die Kranken völlig verändert und entstellt, Todesangst in den Zügen, bald blass, wachsweiss, fahl, bald

---

[1]) Gerhardt. Der haemorrhagische Infarkt. Sammlung klinischer Vorträge No. 97.

blass und bleifarben, oder mit starker Steigerung zuvor schon bestandener Cyanose. Eine akute Verengerung der Pulmonalarterie macht das Arteriensystem blutleer, die Venen überfüllt. Die Haut der Extremitäten, oft der ganzen Körperoberfläche, ist kalt mit klebrigem Schweisse bedeckt. Der Radialpuls kann fehlen, jedenfalls ist er klein, leer und ohne Spannung.» An einer dritten Stelle endlich findet sich Folgendes: «Die Verstopfung eines Theils des Strombettes des kleinen Kreislaufs bewirkt alle die Erscheinungen, die mit dem Sinken des arteriellen Drucks und der Ueberfüllung der Körpervenen zusammenhängen. Wenn sich an den ursprünglichen Embolus sekundäre Gerinnungen in grösserer Ausdehnung, namentlich nach rückwärts hin anlagern, dauern die erwähnten Kreislaufstörungen an, oder steigern sich sogar noch: die Harnmenge zeigt sich seit der Embolie auffällig vermindert, hydropische Anschwellungen breiten sich rasch aus, die Leber schwillt und wird wegen der Spannung ihres peritonealen Ueberzugs schmerzhaft.» — Schärfer kann die im Eingange dieses Aufsatzes entwickelte Auffassung kaum ausgesprochen werden. —

Sehr viel wichtiger für die Entscheidung unserer Frage sind die Compressionen der Lunge, die grössere Abschnitte des Lungenkreislaufs ausschalten. Es kommen hierbei allein in Betracht diejenigen Compressionen, die innerhalb kurzer Zeit vor sich gehen, weil bei langsam sich ausbildenden Formen die compensirende Herzhypertrophie Schritt für Schritt mit der Compression einhergeht und die Circulationsstörung ausgleicht. Es sind dies die pleuritischen Exsudate und der Pneumathorax und von diesen eignen sich die ersteren deshalb vorzugsweise für unsere Betrachtung, weil sie allein ganz gesunde Individuen befallen können, während der Pneumathorax fast ausschliesslich — ich sehe hier vom traumatischen Pneumathorax ab — bei schon vorher erkrankten Lungen eintritt. Die pleuritischen Ergüsse haben aber für uns ausserdem noch den grossen Vorzug, dass die operative Behandlung, welche sie häufig erfordern, uns in die Lage setzt, ganz wie beim Thierexperiment, die Compression plötzlich zu vermindern.

Gerade durch die Beobachtungen an pleuritischen Exsudaten scheinen allerdings die aprioristischen Raisonnements, die ich im Eingange entwickelt habe, im vollsten Umfange bestätigt zu werden. In der classischen Abhandlung über den Zusammenhang von Herz- und Nierenkrankheiten führt Traube zwei derartige Fälle an[1]). In dem ersten trat bei einer mit einem sehr grossen linksseitigen Empyem behafteten Kranken, bei der die Arterien sehr eng und wenig gespannt, die Harnmenge äusserst gering war, nach einer Entleerung von ca. 1 Quart Eiter eine Vermehrung der Harnmenge auf das Vier- bis Sechsfache ein. Da die Sekretion des Harnwassers von dem Drucke in den glomerulis abhängig ist, da die Harnmenge den Schwankungen des arteriellen Blutdrucks folgt, so ist sie ein ausgezeichnetes Mass für die Höhe desselben beim Menschen, bei dem uns die exakten Untersuchungsmethoden des Thierexperiments verschlossen sind. Im zweiten Falle handelte es sich um ein sehr grosses pleuritisches Exsudat mit hochgradiger allgemeiner Wassersucht und sehr spärlicher Harnsekretion. Der Harn war dabei saturirt, sedimentirend und eiweisshaltig. Auch hier stieg nach einer Entleerung von 1300 CC. Flüssigkeit die Harnmenge sehr erheblich, nachdem vorher alle Diuretika ohne Erfolg gebraucht worden waren. Zugleich verlor sich der Eiweissgehalt des Harns, ein Beweis, dass die Stauung in den Nierenvenen abgenommen hatte. «In diesen beiden Fällen» sagt Traube, «wurde in Folge der Entleerung einer grossen Portion des pleuritischen Exsudates die Spannung des Aortensystems erhöht, die Spannung des Venensystems vermindert. Denn in dem Masse, als die verkleinerte Lunge sich entwickelte, musste der Querschnitt des Röhrensystems, welches die Communication zwischen rechter und linker Herzhälfte vermittelt, wachsen, und damit der Abfluss aus dem rechten Ventrikel und der Zufluss zum linken Ventrikel zunehmen.»

Ganz dieselben Anschauungen entwickelt Traube später an einem andern Orte[2]). Er bespricht die Entstehung des

---

[1]) Traube. Gesammelte Beiträge zur Pathologie u. Physiologie II, p. 323 u. ff.
[2]) Traube, Symptome der Krankheiten des Respirations- und Circulationsapparates S. 94.

Hydrops bei den Krankheiten der Respirationsorgane und sagt dabei: «Viel häufiger ist der Stauungshydrops, indem durch Behinderung des kleinen Kreislaufs eine Ueberfüllung des Körpervenensystems entsteht. Den einfachsten Fall dieser Art liefern uns rasch entstandene grosse Pleuraexsudate. Durch das Exsudat wird die Lunge luft- und blutleer gemacht, und so das Strombett, in welchem das Blut den Respirationsapparat durchsetzen soll, auf nahezu die Hälfte reducirt. Um unter diesen Bedingungen die normale Blutmenge zu treiben, müsste der rechte Ventrikel viel grösserer Kraftanstrengung fähig sein, da er aber im Gegentheil wegen der mangelhaften Sauerstoffaufnahme geschwächt ist, so kommt eine nur unvollständige Entleerung zu Stande. Er kann darum weniger Blut aus dem Körpervenensystem aufnehmen. Und durch das sich aufstauende Blut müssen die Venenwände ausgedehnt und stärker gespannt werden. In der Regel aber ist der Vorgang ein anderer. Die Widerstände im kleinen Kreislauf entwickeln sich langsamer, und während sie anwachsen, entsteht eine Hypertrophie des rechten Ventrikels, welche nicht nur in diesem Zeitraum, sondern auch noch lange nachher den nachtheiligen Einfluss der Lungenaffection auf das Körpervenensystem aufzuheben vermag. Der Hydrops entsteht erst, wenn die compensirende Wirkung des rechten Ventrikels nachzulassen beginnt.»

Die Zahl analoger Beobachtungen ist natürlich eine ausserordentlich grosse und immer sind sie in analoger Weise interpretirt worden. Ich kann hier selbstverständlich auf dieselben nicht weiter eingehen und citire nur noch einen Autor jüngsten Datums, um zu zeigen, wie diese Erklärung bis in die neueste Zeit in vollem Umfange festgehalten worden ist. In einer Abhandlung über die Krankheiten der Pleura sagt Fräntzel:[1]) «Mit dem Steigen des Exsudates steigt, selbst wenn das Fieber erheblich nachlässt, die Pulsfrequenz. Dabei sinkt die Weite und Spannung des Arterienrohres mit Zunahme der Ausschwitzung, weil diese durch Compression der Lunge den Eintritt einer genügenden Quantität Blut aus dem

---

[1]) Ziemssen, Handbuch der speciellen Pathologie und Therapie IV S. 341.

rechten Ventrikel in die Lungen und aus diesem in das linke Herz und das Aortensystem verhindert. Werden die Körperarterien enger und enger, so kann man daraus den direkten Schluss ziehen, dass immer weniger Blut ins Aortensystem geführt, und dadurch die Gefahr für das Leben des Kranken immer grösser wird. Sinkt das Exsudat rasch, oder wird es auf irgend eine Weise nach Aussen entleert, so werden die Arterien unter den Händen des Beobachters weiter, während die Frequenz des Pulses abnimmt.»

Alles bisher Erwähnte ist mit den Deduktionen, welche ich an die Spitze meines Aufsatzes gestellt habe, vollkommen im Einklang. es gelten dieselben, wie gesagt, als Dogmen, an deren Richtigkeit Niemand zweifelt. Und doch giebt es mancherlei Thatsachen, die mit den entwickelten Anschauungen nicht ohne Zwang zu vereinigen sind. Wenn man bei einem alten, lange bestehenden Empyem die erkrankte Pleurahöhle öffnet, den Eiter heraus und die Luft hinein lässt, so ändert man an dem Zustande der Lunge so gut wie nichts. Eine lange Zeit comprimirt gewesene Lunge wird nicht mit einem Schlage wieder lufthaltig, am allerwenigsten, wenn die betreffende Thoraxhöhle mit der äussern Luft communicirt, und die Zugwirkung der Inspiration wegfällt. Hier ist also durch die Operation der Gesammtquerschnitt der Lungenarterie so gut, wie gar nicht geändert, und doch kann man unter Umständen ganz die von Traube geschilderten Erscheinungen beobachten: nach der Operation wird der Puls kräftiger und voller, die vorher sehr spärliche Harnmenge nimmt nach der Entfernung der Flüssigkeit aus dem Thorax erheblich zu. Der Kranke bleibt wochenlang unverändert in demselben Zustande, seine Lunge dehnt sich nicht aus, und doch bleibt sein Puls fortdauernd voll und kräftig. Die Harnmenge ist die eines gesunden Menschen.

Gleichfalls im Widerspruch mit den entwickelten Anschauungen steht das Verhalten mancher Pneumothoraxformen. Wenn durch ein Trauma ein erheblicher Defekt der Brustwand gesetzt wird, so dass die betreffende Thoraxhälfte frei mit der äusseren Luft communicirt, so collabirt die Lunge; der Querschnitt der Lungenarterienverzweigungen ist natürlich in der collabirten Lunge erheblich verkleinert, und doch finden wir gar keine Rückwirkungen auf den arteriellen Druck. Soweit nicht anderweitige Einflüsse obwalten, bleibt der Puls voll und kräftig, die Harnmenge normal, keinerlei Zeichen von Venenstauung treten auf. Auch bei Thieren, denen man eine Pleurahöhle öffnet, sinkt — und hier kann man dies manometrisch nachweisen — der arterielle Druck keineswegs, ein Herabgehen desselben kann man nur durch einen starken Ueberdruck erzeugen, wenn man z. B. durch die Oeffnung in der Brustwand eine Kautschukblase in den Thoraxraum einführt und dieselbe aufbläst.

Mit den vielfach erwähnten Vorstellungen stimmt dies nicht ganz überein. Nach denselben sollte man annehmen, dass jede, auch die geringste Querschnittverminderung der Lungenarterie — und das Zusammenfallen der Lunge ist schon eine sehr erhebliche Querschnittsverminderung — zu einem merkbaren Sinken des arteriellen und Steigen des venösen Drucks führen müsse. Das Absinken müsste in einem graden Verhältniss zur Grösse des der Circulation entzogenen Lungenarterienabschnittes stehen, es müsste jeder Verkleinerung der Lungengefässbahn von gegebener Grösse ein bestimmtes Absinken des Blutdrucks entsprechen, die Druckverminderung müsste ein direktes Mass für die Grösse der Kreislaufstörung sein. Beim Ausfall ganz kleiner Gefässgebiete, oder bei einer sehr geringfügigen Widerstandsvermehrung im kleinen Kreislauf hätten sich vielleicht die geringen Druckdifferenzen unsern Beobachtungsmitteln entziehen können, das Zusammenfallen einer ganzen Lunge hätte aber schon eine recht ansehnliche Druckverminderung geben müssen, die der manometrischen Messung nicht hätte entgehen dürfen.

Es liessen mithin die erwähnten Thatsachen vermuthen, dass innerhalb gewisser Grenzen ohne Steigerung der Muskelkraft des rechten Herzens eine momentan eintretende Ausgleichung der Folgen von Stromhindernissen in der Lungenarterie möglich sei. Es handelte sich nun darum, die Breite, innerhalb deren diese Regulation eintritt, festzustellen, es fragte sich, ein wie grosser Abschnitt des Lungenarteriensystems genügt, um die normale Blutmenge hindurch zu lassen.

Als ich daran ging, diese Frage auf experimentellem Wege zu erledigen, nahm ich an, dass nur relativ geringfügige

Stromhindernisse in der erwähnten Weise überwunden werden könnten, dass jede grössere Verminderung des Querschnitts der Lungenarterienbahn von einem Absinken des arteriellen Drucks beantwortet werden müsste, so dass z. B. die Traube'schen Argumentationen, die sich ja auf grosse Pleuraexsudate beziehen, mit unwesentlichen Modifikationen aufrecht erhalten werden könnten. Schon die ersten Versuche aber, die ich zur Entscheidung dieser Frage anstellte, ergaben ein sehr überraschendes Resultat und waren geeignet, den bisher erörterten Anschauungen völlig den Boden zu entziehen. Es zeigte sich nämlich, dass die Unterbindung einer Lungenarterie ohne jeden Einfluss auf den arteriellen Blutdruck bleibt.

Ehe ich die Consequenzen, die hieraus sich ergeben, erörtere, muss ich etwas näher auf die Versuche selbst eingehen. Als Versuchsthiere benutzte ich mit wenigen Ausnahmen Hunde. Die Unterbindung der linken Lungenarterie gelingt beim Kaninchen etwas leichter, als beim Hunde, weil die geringere Tiefe des Brustkorbes das Gefäss etwas leichter zugänglich macht. Doch kommt dieser geringe Vortheil bei der an und für sich nicht schweren Operation wohl kaum in Betracht. Kaninchen eignen sich dafür sehr viel weniger für lange Zeit hindurch fortgesetzte Blutdruckmessungen, sie reagiren auf Einfliessen nicht ganz unbedeutender Mengen kohlensauren Natrons oft mit dem Tode. Aus diesem Grunde habe ich meist Hunde benutzt, jedoch habe ich der Controlle halber auch eine Reihe von Versuchen an Kaninchen angestellt, deren Erfolg stets der nämliche war und von denen später einer mitgetheilt werden soll.

Das Verfahren, dessen ich mich bediente, um die linke Lungenarterie zu unterbinden, ist das bereits in dem Aufsatze von Cohnheim und Litten[1]) über die Folgen der Embolie der Lungenarterien beschriebene. Es wurde bei elevirter linker Vorderpfote ein Fenster in die Seitenwand der linken Thoraxhälfte gemacht, dadurch dass ein zwischen 3. und 5. Rippe liegendes 2—3 Ctm. breites Stück der Brust-

---

[1]) Virchow's Archiv 65. Bd.

wand entfernt wurde. Bei Hunden bekommt man beim Durchschneiden der Rippen sehr erhebliche Blutungen aus den Intercostalarterien. Um jeden Blutverlust zu vermeiden, wurde die Durchschneidung der Rippen zwischen zwei Umstechungsligaturen vorgenommen. Um auch durch Anstechen oder Anschneiden der Lunge keine Blutungen aus derselben zu veranlassen, machte ich, bevor ich die Rippen umstach, durch einen kleinen Einstich in den Thorax einen linksseitigen Pneumothorax. So gelingt es, die Thoraxhöhle zu eröffnen, ohne dass auch nur ein Tropfen Bluts verloren geht. Verletzt man beim Durchschneiden der Weichtheile grössere Arterien — ein Ereigniss, das man, wenn nicht sehr grosse Stücke der Brustwand resecirt werden sollen, immer vermeiden kann — so muss man dieselben selbstverständlich sorgfältig unterbinden. Hat man die Brusthöhle in der beschriebenen Weise eröffnet, so drängt man die Lunge mit dem Finger etwas zurück und sieht dann die linke arteria pulmonalis vom gemeinschaftlichen Hauptstamm abgehen und zum Lungenhilus verlaufen. Man kann dann das Gefäss in situ etwas isoliren, mit einem kleinen, stumpfen Arterienhaken einen starken Faden um dasselbe führen und unterbinden, ohne dass Herz und Lunge irgendwie genirt werden. Die Blutdruckmessungen wurden theils in der Carotis, theils in der Schenkelarterie angestellt. An Kaninchen habe ich ohne Narkose operirt, die Hunde wurden in den ersten präliminaren Versuchen mit Morphium betäubt, späterhin bei künstlicher Athmung curarisirt. Es sind diese Versuche zum allergrössten Theile im pathologischen Institut hiesiger Universität angestellt worden. Mein verehrter Freund und Lehrer Herr Professor Cohnheim hat mich dabei Schritt für Schritt mit Rath und That unterstützt, und es sei mir an dieser Stelle gestattet, ihm dafür zu danken. Diejenigen Versuche, in denen das Kymographion zur Anwendung kam, wurden, da das pathologische Institut dieses Instrument noch nicht besitzt, im physiologischen Institut ausgeführt. Hierbei hatte ich mich der gütigen Mitwirkung und des Rathes des Herrn Professor Heidenhain in mannigfacher Weise zu erfreuen.

 Es liegt mir nun zunächst ob, das oben bereits vorweg ausgesprochene Versuchsergebniss mit dem nöthigen Beweismaterial zu belegen, und ich will deshalb einige der besprochenen Versuche mittheilen.

Versuch I. Bei einem grossen Kaninchen wurde in der carotis dextra der Blutdruck gemessen. Unmittelbar nach dem Aufbinden betrug derselbe 75 mm. Quecksilber. Während der weiteren Operation hob er sich und schwankte nach Eröffnung der linken Pleurahöhle, und nachdem ein Faden um die linke Lungenarterie geführt worden war, zwischen 110 und 115 mm. Durch Knotung des Fadens wird die arteria pulmonalis sinistra unterbunden. Drei, in Zwischenräumen von 5 Minuten angestellte Druckmessungen ergeben folgende Druckhöhen: 110 mm., 110 mm., 115 mm. Jetzt wurden noch die übrigen Organe des Hilus der linken Lunge: Bronchus und Lungenvenen zugeschnürt. Der Arteriendruck betrug 110 mm. 1½ Stunden später wurde bei demselben Thiere, das inzwischen losgebunden gewesen war, der Blutdruck nochmals gemessen, er betrug wiederum 110 mm. Quecksilber. Das Thier wurde durch Verblutung getödtet, und die sofort angestellte Autopsie zeigte, dass die Unterbindungen völlig gelungen waren.

Versuch II. Ein kleiner Hund wurde nach eingeleiteter künstlicher Respiration curarisirt. Der Blutdruck in der rechten Schenkelarterie betrug 80 mm. Quecksilber. Es wurde dann in der beschriebenen Weise die linke Thoraxhälfte eröffnet, und die linke Lungenarterie unterbunden. Unmittelbar nach der Unterbindung geht der Blutdruck stark in die Höhe, um sofort wieder auf das alte Niveau von 80 mm. Quecksilber zu sinken.

Versuch III. Ein mittelgrosser Hund wurde nach eingeleiteter künstlicher Respiration curarisirt. Der Blutdruck in der arteria femoralis dextra betrug nach Beginn des Versuchs 110 mm., hob sich aber unmittelbar darauf auf 160 mm., um auf dieser Höhe stationär zu bleiben. Auf genau der nämlichen Höhe von 160 mm. blieb er auch nach erfolgter Unterbindung der linken Lungenarterie.

Versuch IV. Ein ziemlich grosser Hund wird nach Einleitung von künstlicher Respiration curarisirt. Der Blutdruck in der linken carotis betrug im Mittel 124 mm. Quecksilber. Eröffnung der linken Thoraxhälfte hat keinen Einfluss auf den arteriellen Druck. Es wurde dann zu wiederholten Malen hintereinander abwechselnd die arteria pulmonalis sinistra comprimirt und der Blutstrom freigelassen, ohne dass sich der Druck in der carotis im mindesten änderte. Ebensowenig hatte die dauernde Unterbindung der linken Lungenarterie einen Einfluss auf den Blutdruck.

Die beigefügte Curve (Fig. 1) ist ein Bruchstück der Kymographioncurve des eben besprochenen Versuchs. Sie zeigt im Detail, wie abgesehen von der Druckhöhe auch die Form der Curve, die Pulsfrequenz absolut unbeeinflusst bleibt von der Compression oder Unterbindung der linken Lungenarterie. Es ist eben in der Regel vollkommen unmöglich, aus der Blutdruckcurve diesen Eingriff zu erkennen, so vollkommen behält dieselbe ihre normale Gestalt bei. Nur in einigen Fällen, von denen ich im Versuch II ein Beispiel angeführt habe, folgte der Unterbindung der Lungenarterie eine augenblickliche, sich rasch wieder ausgleichende Steigerung des Drucks. Ich glaube, dass dieselbe ihren Grund hat in der Erregung sensibler Nervenfasern, die mit der Zuschnürung der Ligatur Hand in Hand geht.

Die angeführten Versuche, denen ich eine grosse Reihe vollkommen analoger an die Seite setzen könnte, werden genügen, um die von mir aufgestellte Behauptung zu erhärten. Es folgt aus ihnen die überraschende Thatsache, dass man an einer Stelle des Gefässsystems die Hälfte des Strombetts ausschalten kann, ohne dass der Blutstrom selbst wesentliche Veränderungen erleidet.

Ist nun damit die Grenze dessen erreicht, was die regulirenden Faktoren, die hierbei im Spiele sind, leisten können? Diese Frage musste sich zunächst aufdrängen. Zu ihrer Beantwortung boten sich zwei Wege dar. Erstens konnte man nach unterbundener linker Lungenarterie auch in die rechte Brustwand in derselben Weise, wie links ein Fenster schneiden und die einzelnen Aeste der rechten Lungenarterie unterbinden, um den Moment zu finden, in welchem der arterielle Druck zu sinken beginnt. So einfach und sicher dieses Verfahren zu sein scheint, so hat es doch eine grosse Unzulänglichkeit, die es für unsere Zwecke völlig unbrauchbar macht. Es lässt nämlich die Eröffnung beider Brusthöhlen die Circulation nicht unbeeinflusst, der arterielle Druck pflegt nach Eröffnung beider Pleurahöhlen zu sinken. Freilich tritt dieses Sinken nicht unmittelbar nach Eröffnung der andern Thoraxhälfte ein, es ist nicht ein unmittelbarer mechanischer Effekt der Eröffnung beider Pleurahöhlen, sondern es sinkt der Druck langsam und allmählich, aber stetig und sicher ab, oder es tritt ein über längere Zeiträume ausgedehntes, von der Respiration unabhängiges Auf- und Niederschwanken des Blutdrucks ein, wie man dies auch unter andern Bedingungen bei curarisirten Hunden beobachten kann. Es scheinen dies die Folgen der grossen Abkühlung zu sein, die natürlich, wenn beide Lungen frei liegen, sehr erheblich sein muss, und die sich auch dadurch dokumentirt, dass die Rectumtemperatur derartiger Thiere sehr stark absinkt und schliesslich 5—6° tiefer stehen kann, als bei Beginn des Versuchs. Ausserdem handelt es sich vielleicht auch um einen direkten schädlichen Einfluss der athmosphärischen Luft auf das freiliegende Herz. Es tritt derselbe Effekt auch ein bei einseitiger Thoraxeröffnung, wenn der Versuch sehr lange gedauert hat, oder wenn das Fenster sehr gross gerathen ist. Dabei pflegen die Gefässnerven unerregbar zu werden, so dass Athemsuspension keine nennenswerthe Drucksteigerung hervorruft. Ich habe eine Reihe derartiger Versuche angestellt, doch sind die Resultate so gut wie gar nicht zu verwerthen, weil sie einen Schluss darüber, wie lange der arterielle Druck constant bleibt, oder constant geblieben wäre, selbstverständlich nicht gestatten.

Ich musste deshalb nach einer andern weniger eingreifenden Methode suchen, und glaubte eine solche in der Verstopfung grosser Lungengefässabschnitte durch von der Jugularvene eingeschwemmte Emboli gefunden zu haben. Diese Methode liess es zu, die Verstopfung bis zu einer beliebigen Höhe zu treiben und machte es ferner möglich, den Grad des Gefässverschlusses möglichst fein zu dosiren. Ich benutzte die von Cohnheim und Litten[1]) empfohlenen Paraffinpfröpfe und verfuhr ganz in der von den erwähnten Autoren angegebenen Weise. Nur waren meine Paraffinpfröpfe, da es mir hauptsächlich darauf ankam, ein möglichst grosses Gefässgebiet zu verlegen, erheblich grösser und zahlreicher, als die eben genannten Autoren angeben. Auch dieser Methode haften aber mancherlei Unzulänglichkeiten an. Man hat das Schicksal der Emboli zu wenig in der Hand, der Experimentator hat keinen Einfluss darauf, wie viel Emboli hintereinander in denselben Ast fahren, wie viel den Ast, in

---

[1]) l. c.

welchem sie stecken bleiben, nur unvollkommen verlegen. Selbst eine grosse Zahl von Pfröpfen, deren Dimensionen so gross, wie möglich genommen sind, verlegt kaum die Hälfte des Gesammtquerschnitts der Lungenarterie, wie aus den unten angeführten Versuchen V und VI hervorgeht, leistet also nicht mehr als die Unterbindung einer Lungenarterie. Um daher sicher ausgedehntere Verlegungen der Lungengefässbahn herbeizuführen, musste man die Unterbindung einer Lungenarterie mit Embolien der anderen combiniren. Zur Feststellung des Resultats der Verstopfung wurde das Thier kurz vor seinem Tode von der vena jugularis externa aus mit Berlinerblau oder Anilinblau injicirt. Um ferner den Einfluss der einzelnen Emboli auf den Blutdruck sicher zu stellen, wurden in den späteren Versuchen verschiedenfarbige Paraffinpfröpfe benutzt. Freilich genügt auch diese Massnahme nicht, denn es zeigte sich bald, dass die Pfröpfe durchaus nicht immer in derselben Reihenfolge, in welcher sie eingebracht worden, in die Lungen fahren, sondern dass häufig ein Theil im rechten Herzen liegen bleibt. An diesen vorüber können die nachfolgenden in die Lungen einwandern, und es kann später einer von den im Herzen aufgespeicherten nachträglich losgerissen und fortgespült werden, so dass er dann in der Lunge hinter einem Embolus zu liegen kommt, der später in die Jugularvene eingebracht worden ist. Es ist mir wiederholt begegnet, dass der Embolus, nach dessen Einbringung in den Kreislauf der Druck abzusinken begonnen, gar kein obturirender war, dass vielmehr gleichzeitig mit ihm ein anderer früher eingeführter Pfropf aus dem Herzen in die Lunge gefahren war und hier die entscheidende Gefässverstopfung bewirkt hatte. Immer lässt sich dies aber nicht feststellen, und grade deshalb ist die Methode für die genaue Fixirung der Grenze der Regulationsleistungen nicht sonderlich geeignet.

Das Resultat dieser Versuche war, dass man ausser der linken Lungenarterie noch sehr beträchtliche Abschnitte der rechten bis etwa zur Hälfte derselben verlegen kann, ohne dass der arterielle Druck sinkt. Wenn schliesslich die Gefässverstopfung noch weiter getrieben wird, sinkt der Arteriendruck, und zwar geschieht dies entweder so, dass der Druck ganz plötzlich bis auf Null absinkt, dann findet sich in der Regel eine Verlegung des Hauptastes der andern Lunge, oder es sinkt der Druck allmählicher, er hält sich zwischendurch eine Zeit lang auf niedrigeren Werthen. Es genügen aber, wenn der Druck in dieser Weise im Sinken ist, schon sehr unbeträchtliche Gefässverlegungen, um das Thier zu tödten.

Zum Belege folgen hier wieder einige der hierher gehörigen Versuche.

Versuch V. Bei einem kräftigen curarisirten Hunde wurde der Blutdruck in der arteria femoralis sinistra gemessen, er betrug im Mittel 100 mm. Quecksilber. Hierauf wurden 10—15 mm. lange, 4—5 mm. dicke Paraffinpfröpfe in die vena jugularis externa dextra gebracht und durch Nachspritzen von geringen Mengen halbprocentiger Kochsalzlösung hinabgetrieben.

Zeit.	Versuchs-anordnung.	Druck in der rechten Schenkelarterie.
	Anfangsdruck	100 mm. Hg.
1 h. 35 m.	Embolus No. I	95 mm. Hg.
1 h. 40 m.	« II	95 mm. Hg.
1 h. 45 m.	« III	Gerinnung
1 h. 50 m.		95 mm. Hg.
1 h. 52 m.	« IV	95 mm. Hg.
1 h. 54 m.	« V	95 mm. Hg.
1 h. 55 m.	« VI	95 mm. Hg.
		Gerinnung
2 h. 0 m.	« VII	100 mm. Hg.
2 h. 5 m.		95 mm. Hg.
2 h. 7 m.	« VIII	100 mm. Hg.
2 h. 9 m.		95 mm. Hg.
2 h. 10 m.	« IX	95 mm. Hg.
2 h. 11 m.	« X	95 mm. Hg.
2 h. 15 m.	« XI	105 mm. Hg.
2 h. 20 m.	« XII	95 mm. Hg.
2 h. 25 m.		105 mm. Hg.
2 h. 30 m.	« XIII	105 mm. Hg.
2 h. 35 m.	« XIV	105 mm. Hg.
2 h. 40 m.	« XV	105 mm. Hg.

Der Hund wird durch langsame Injection einer Aufschwemmung von chromsaurem Bleioxyd in die vena jugularis externa dextra getödtet. Der Blutdruck steigt dabei in der ersten Zeit unbedeutend. Dann sinkt er rasch, die Herzschläge werden immer langsamer, der Hund stirbt.

Unmittelbar darauf wurde die Obduktion vorgenommen und ergab Folgendes:

Rechte Lunge: 1. Vom Oberlappen ist der obere hintere Winkel injicirt; 2. vom Mittellappen etwa die Hälfte und zwar in der Mitte des Lappens gelegen; 3. vom Unterlappen nur die oberste Spitze, hingegen ist der ganze vordere zungenförmige Anhang des Unterlappens vollständig mit Farbstoff gefüllt[1]).

Dem entsprechend sitzen: 1. Im Hauptaste des Oberlappens 2 Pfröpfe hintereinander; 2. im Hauptaste des Mittellappens ebenfalls 2 Pfröpfe hintereinander, davon einer reitend, doch haben beide nicht vollkommen obturirt, da sich hinter ihnen noch Spuren von Chromgelb finden; 3. im Hauptaste des Unterlappens sitzen 4 Pfröpfe hintereinander, vor dem ersten geht der Ast für den zungenförmigen Anhang ab.

Linke Lunge: 1. Vom Oberlappen ist das vordere Drittel am Hilus injicirt; 2. vom Unterlappen die obere Hälfte, die untere Hälfte mit der Basis ist frei von Farbstoff.

Dem entsprechend finden sich: 1. im Oberlappen 3 Pfröpfe, 2 im Hauptstamm, einer in einem Seitenast; 2. im Hauptstamm des Unterlappens 4 hintereinander sitzende Pfröpfe.

Versuch VI. Bei einem kräftigen, curarisirten Hunde werden Druckmessungen in der linken Schenkelarterie angestellt, es ergiebt sich ein Druck von 125 mm. Quecksilber.

Dann werden 10—15 mm. lange, 3—4 mm. dicke Paraffinpfröpfe in die vena jugularis externa dextra gebracht und ins rechte Herz getrieben.

---

[1]) Die ganz vorn vom Hauptaste des Unterlappens zum zungenförmigen Anhange desselben abgehende Arterie scheint für Emboli schwer zugänglich zu sein. Wenigstens ist in allen meinen Versuchen nur einmal ein Pfropf in dieselbe gefahren (cf. Versuch VIII).

Zeit.	Versuchsanordnung.	Blutdruck in der Art. fem. sin.
	Anfangsdruck	125 mm. Hg.
12 h. 30 m.	Embolus No. I	125 mm. Hg.
12 h. 32 m.	» » II	135 mm. Hg.
12 h. 34 m.	» » III	135 mm. Hg.
12 h. 35 m.	« » IV	135 mm. Hg.
12 h. 36 m.	« » V	Gerinnung.
	Nach Wiedereröffnung des Lumens der Manometercanüle plötzliche sehr hohe Drucksteigerung unter leichten Zuckungen der Extremitäten, vermuthlich durch Einfliessen von kohlensaurem Natron bedingt. Allmählich sinkt der Druck wieder.	
12 h. 45 m.		145 mm. Hg.
12 h. 55 m.	Embolus No. VI	145 mm. Hg.
12 h. 56 m.	« » VII	145 mm. Hg.
12 h. 57 m.	» » VIII	135 mm. Hg.
12 h. 59 m.	« « IX	135 mm. Hg.
1 h. 6 m.	« » X	125 mm. Hg.
	Da der Hund willkürlich athmet, wird die künstliche Respiration fortgelassen. Fortwährend kleine Zuckungen in den Extremitäten.	
1 h. 23 m.		125 mm. Hg.

Neue Curaredosis. Künstliche Respiration. Druckmessung in der vena femoralis dextra mittelst einer Tförmigen Kanüle.

Zeit.	Versuchsanordnung.	Blutdruck in der Art. fem. s.	ven. fem. d.
2 h. 0 m.		135 mm.	+ 4 mm.
2 h. 1 m.	Embolus No. XI.	135 mm.	+ 4 mm.
	« » XII.	Sehr starkes Ansteigen des Drucks. Abnahme der Pulsfrequenz. Arterienblut dunkel. Die künstliche Respiration wird verstärkt. Der Druck sinkt allmählich herab. Die Pulse werden frequenter, der alte Zustand stellt sich her.	
	Emboli No. XIII, XIV, XV.	125 mm.	

Das Thier wird durch langsame Injektion einer Aufschwemmung von Berlinerblau in die vena jugularis externa dextra getödtet. Unmittelbar nach dem Tode werden Herz und Lungen im Zusammenhange entfernt. Die Untersuchung ergab Folgendes: Der Oberlappen der linken Lunge ist völlig injicirt, in der Arterie kein Embolus. Der Unterlappen ist bis auf einen ganz kleinen Theil der Spitze frei von Injektionsmasse. Im Hauptaste desselben findet sich ein grosser, vorn backzahnwurzelförmiger, auf der Theilung reitender Embolus, peripher davon, unmittelbar dahinter in dem nach oben gehenden Theilast gelegen ein grosser gleichfalls zahnwurzelförmig gegabelter Pfropf. In demselben Lappen, im untern Theilast 1. Ordnung sitzt gleichfalls ein grosser Embolus, hinter demselben ein kleiner, zweispaltiger, reitender.

Im rechten Hauptaste der Lungenarterie findet sich ein mässig grosser, lockerer Pfropf. Im oberen Aste sitzt ein grosser dreiwurzeliger Embolus, der indessen nicht vollständig das Lumen verschlossen hat, so dass dieser Lappen zum grössten Theil blau ist. Am Eingang in den Mittel- und Unterlappen finden sich in der Pulmonalarterie ein grosser und kleiner Pfropf, beide indessen nur lose, dann reitet ein grosser Pfropf auf der Theilungsstelle der Arterie in die Aeste für den Mittel- und Unterlappen. Mit seiner Hauptmasse verlegt er die Hauptarterie zum Mittellappen und endet in 3 Wurzeln, jedoch ist die Verlegung keine vollkommene, so dass die Oberfläche des Pfropfes blau ist, und sich eine schwache blaue Injektion im Mittellappen findet. In der Hauptarterie des Unterlappens sitzen hintereinander drei dicke, kurze Pfröpfe, ziemlich lose hinter der ersten Theilung sitzt in dem nach hinten gehenden Aste ein dünner Pfropf; derselbe hat nicht vollständig verlegt, so dass das hintere Drittel des Lappens injicirt ist. Dagegen steckt in dem nach vorn abgehenden Ast ein mehrzackiger, langer und dicker Embolus, der ganz vollständig obturirt hat, so dass die vorderen zwei Drittel des Lappens völlig frei von Farbstoff sind. In dem zungenförmigen Fortsatz ist kein Pfropf, und ist derselbe vollständig blau. Im Ganzen fanden sich in den Lungen 14 Pfröpfe, von denen einer aus zweien zusammengesetzt zu sein scheint.

Versuch VII. Bei einem kleinen curarisirten Hunde beträgt der Blutdruck in der arteria femoralis dextra 80 mm. Quecksilber. Nach Eröffnung der linken Pleurahöhle und Unterbindung der linken Lungenarterie ist derselbe unverändert geblieben.

Es werden hierauf 10—15 mm. lange, 2—4 mm. dicke, conische Paraffinpfröpfe von der rechten vena jugularis externa aus ins Herz getrieben.

Zeit.	Versuchsanordnung.	Blutdruck (art. fem. d.)
1 h. 40 m.	Embolus No. I	110 mm. Hg.
1 h. 55 m.	⁒ ⁒ II	120 mm. Hg.
1 h. 57 m.	⁒ ⁒ III	120. Grosse Schwankung im Augenblicke des Eintretens des Embolus.
1 h. 59 m.		110 mm. Hg.
2 h. 0 m.	⁒ ⁒ IV	100 mm. Hg.
2 h. 3 m.	⁒ ⁒ V	100 mm. Hg.
2 h. 10 m.	⁒ ⁒ VI	100 mm. Hg.
	⁒ ⁒ VII	Während der Einführung des siebenten Pfropfs in die vena jugularis externa sinistra sinkt der Druck plötzlich stark ab, und der Hund stirbt.

Eine unmittelbar nach dem Tode ausgeführte Injektion von Anilinblaulösung in die Pulmonalarterie führte zu keinem Resultate, weil unter dem zu hohen Drucke sich die rechte Lunge fast vollkommen injicirte.

Die Obduktion ergab folgendes Resultat.

Gleich im Hauptstamme der rechten Lungenarterie stecken hintereinander: ein langer Pfropf locker, dann drei Pfröpfe, welche derart in einander geschoben sind, dass sie einen dicken cylinderischen Pfropf ausmachen, der das Lumen vollständig verlegt zu haben scheint. Im weiteren Verlaufe kommt ein sehr grosser reitender Embolus, dessen einer Zahn die Hauptarterie des Mittellappens, während ein zweiter, dicker die Hauptarterie des Unterlappens verschliesst. Unmittelbar an diesen schliesst sich ein mehrzackiger, langer Pfropf, der den Hauptast des Unterlappens sammt dessen Zweigen verstopft. Kein Pfropf ist in den Oberlappen gefahren, ebensowenig einer in den zungenförmigen Anhang des Unterlappens. Die linke Lungenarterie ist fest zugebunden.

Der Tod war hier augenscheinlich nicht durch den letzten Embolus bewirkt, sondern durch die drei vor demselben sitzenden Pfröpfe, welche im Moment der letzten Embolie vorrückten und sich zu einem dicken Embolus zusammenlegten, welcher den Hauptstamm verstopfte. Es musste in diesem Augenblicke die gesammte Lungencirculation gänzlich aufhören.

Versuch VIII. Mittelgrosser Hund. Curare. Künstliche Respiration. Druckmessung in der linken Schenkelarterie. Der Blutdruck schwankte zwischen 160 und 180 mm. Quecksilber. Darauf wurde die linke Thoraxhälfte auf die gewöhnliche Weise geöffnet und ein Faden um die linke arteria pulmonalis gelegt. Um 1 Uhr 35 beträgt der Blutdruck 170 mm. Quecksilber. Um 2 Uhr wird die art. pulmonalis sin. durch Knoten des umgelegten Fadens unterbunden. Nach dieser Operation also um 2 Uhr beträgt der Blutdruck 180 mm.

Es werden hierauf ca. 10 mm. lange, 3 mm. dicke Paraffinpfröpfe von der vena jugularis externa dextra aus ins rechte Herz geschafft.

Zeit.	Versuchsanordnung.	Blutdruck (art. fem. sin.)
	Anfangsdruck	170 mm.
	Eröffnung der linken Thoraxhälfte.	
1 h. 35 m.	Faden um den art. pulm. sin.	170 mm.
2 h. 0 m.	Unterbindung.	180 mm.
2 h. 5 m.	Embolus No. I	170 mm. Im Momente der Einführung grosse Schwankungen.
2 h. 10 m.	" " II	170 mm.
2 h. 11 m.	" " III	180 mm.
2 h. 12 m.	" " IV	Gerinnung.
2 h. 17 m.		190 mm.
2 h. 19 m.		180 mm.
2 h. 20 m.	" " V	170 mm. Enorme Schwankungen.
2 h. 27 m.	" " VI	130 mm.
2 h. 30 m.	" " VII	95 mm.
2 h. 31 m.		81 mm.

Injektion einer wässrigen Lösung von Anilinblau in die linke vena jugularis externa. Während der Injektion sinkt der Druck rasch ab. Das Herz contrahirt sich noch einige Minuten hindurch, dann stirbt das Thier.

Die unmittelbar nach dem Tode vorgenomme Obduktion ergab folgendes Resultat:

Im rechten Ventrikel findet sich eine sehr bedeutende Menge blauer Flüssigkeit, aber kein Pfropf.

Die linke arteria pulmonalis ist fest unterbunden, die linke Lunge vollkommen frei von Farbstoff.

Im Stamme der arteria pulmonalis dextra sitzt kein Pfropf. Der Hauptast des Oberlappens ist vollkommen verlegt durch einen dreiwurzeligen grossen Pfropf, der total obturirt hat. Nur die oberste Spitze des

Oberlappens, welche von einer vor dem Pfropf abgehenden, kleinen Arterie versorgt wird, ist blau. Den Hauptast des Mittellappens obturirt ein reitender Embolus vollständig, so dass nur die unmittelbare Umgebung des Hilus injicirt ist. Im Unterlappen ist der Hauptast frei. Der in den vorderen Theil gehende Theilast erster Ordnung ist durch einen mehrwurzeligen Pfropf vollkommen verlegt. Hinter demselben ist keine Injektion. Ein grosser Pfropf sitzt am Anfange des nach hinten gehenden Theilastes erster Ordnung, ohne denselben jedoch vollkommen zu verlegen, so dass noch Farbe daneben passirt hat. Dieser Ast spaltet sich in mehrere Zweige, und von ihnen ist ein kleiner nach vorn gehender durch einen schmalen und langen Pfropf, und ein grosser nach hinten gehender durch einen dicken mehrzipfeligen Pfropf völlig verlegt. Endlich ist noch ein völlig obturirender, mehrwurzeliger, kleiner Pfropf in einen kleinen nach oben und hinten dicht vom Hauptast abgehenden Zweig gefahren.

Im Unterlappen ist injicirt ein ganz kleiner Bezirk um den Hilus und eine haselnussgrosse Insel ziemlich in der Mitte gelegen. Alles übrige ist frei von Farbstoff.

In dem den zungenförmigen Anhang versorgenden Aste sitzt ein fest obturirender Pfropf, so dass auch von diesem Theile der Lunge nur ein ganz kleiner Bezirk um den Hilus injicirt ist.

Von den angeführten Versuchen ist der letzte der interessanteste. Hier war nicht nur die ganze linke Lungenarterie ausgeschaltet, sondern auch von den Gefässbahnen der rechten Lunge war bei Weitem der grösste Theil verlegt. Freilich war auch der arterielle Druck bereits stark im Sinken. Wünschenswerth wäre es gewesen, gerade die Grenze festzustellen, bis zu welcher der Verschluss der Lungengefässbahnen ohne Sinken des arteriellen Drucks möglich ist; doch eignet sich hierzu die Methode der Embolien aus Gründen, welche ich bereits erwähnt habe, nicht sonderlich. Nimmt man aber im Versuch VIII für die beiden letzten Emboli, welche den Druck zum Sinken gebracht haben, die möglichst grossen verstopften Gefässgebiete in Anspruch, und das wären die Arterien des Ober- und des Mittellappens, so haben die übrigen 5 Emboli, welche den Arteriendruck gar nicht beeinflusst hatten, immer noch ungefähr die Hälfte des Gefässgebietes der rechten Lungenarterie verlegt. So viel ging also aus den Versuchen unzweifelhaft hervor, dass mindestens drei Viertel des gesammten Gefässgebietes der Lungenarterie ausgeschaltet werden konnten, ohne dass der arterielle Druck dabei im mindesten herabgedrückt wurde. — Wie lässt sich nun diese auffallende Thatsache erklären? Wenn dauernd der alte Druck im Arteriensystem erhalten bleibt[1]), so muss entweder dieselbe Blutmenge vom rechten ins linke Herz durch die Lungengefässe überfliessen, oder es muss entsprechend der Verringerung der überfliessenden Blutmenge das Gefässgebiet des grossen Kreislaufs durch vasomotorische Einflüsse verengert werden. Letztere Annahme musste aus mehrfachen Gründen von vornherein zurückgewiesen werden. Es machen sich einmal derartige vasomotorische Einwirkungen nicht so momentan geltend, dass nicht ein vorübergehendes, sich schnell wieder ausgleichendes Absinken des Drucks einträte. In meinen Versuchen war aber die Regulation eine äusserst prompte, die Blutdruckcurve behielt ohne jede Abweichung absolut dieselbe Gestalt, mochte nun die eine Lungenarterie comprimirt oder offen sein. Ausserdem hätte man, falls wirklich eine geringere Blutmenge vom rechten Herzen ins linke hinübergeflossen wäre, annehmen müssen, dass der Druck in den Körpervenen in die Höhe geht. Denn wenn das rechte Herz nicht mehr im Stande ist, seinen Inhalt durch die Lunge nach dem linken Herzen zu entleeren, müsste der Abfluss aus den Körpervenen ins rechte Herz erschwert sein. Ich habe in einer grossen Zahl von Versuchen gleichzeitig mit dem arteriellen Druck auch den Druck in der vena jugularis externa, oder der vena femoralis mittelst einer Tförmigen Kanüle festgestellt. Alle diese Versuche ergaben übereinstimmend, dass ebensowenig, wie der arterielle Druck, der Venendruck durch die Unterbindung einer Lungenarterie beeinflusst wird. Das Resultat einer derartigen Druckmessung habe ich im Versuch VI mitgetheilt.

---

[1]) Dass der arterielle Druck dauernd und nicht nur vorübergehend auf der ursprünglichen Höhe bleibt, wenn ein Theil der Lungenarterienbahn wegfällt, geht aus mehreren meiner Versuche hervor. (cf. Versuch I.) Uebrigens verlangt die Argumentation, gegen welche sich meine Versuche wenden, und die an die Spitze dieses Aufsatzes gestellt ist, gerade ein momentanes Absinken des Arteriendrucks bei Unterbindung der Lungenarterie.

Weiterhin steht es fest — und es ist dies a priori nicht anders zu erwarten — dass, wenn wirklich die Blutmenge, die der linke Ventrikel empfängt, verringert wird, der Arteriendruck erheblich absinkt. Jede Compression der untern Hohlvene hat ein momentan eintretendes, dauerndes Absinken des arteriellen Drucks zur Folge. Hier vermögen also die Vasomotoren der Körperarterien das durch die Verminderung des Blutzuflusses bedingte Absinken des Drucks nicht zu compensiren.

War schon aus diesen Gründen die erwähnte Annahme von der Hand zu weisen, so entzogen ihr die Resultate einer Reihe von Versuchen, die ich an Thieren mit durchschnittenem Halsmark anstellte, und von denen später einige mitgetheilt werden sollen, vollständig jeden Boden. Sie ergaben, dass auch bei durchschnittenem Halsmark die Regulation aufs vollkommenste stattfindet.

Es stand somit fest, dass durch die auf weniger als die Hälfte, ja auf ein Viertel reducirte Lungenarterienbahn dieselbe Blutmenge in der Zeiteinheit passirt, wie durch die unverengte.

In welcher Weise löst der Organismus diese Aufgabe? Es konnte das Resultat nur dadurch erreicht werden, dass entweder die übrig bleibenden Abschnitte der Lungenarterie sich genügend erweiterten, um den Wegfall der abgeschnittenen Bahnen auszugleichen, oder dass in ihnen der Blutstrom so sehr beschleunigt wurde, dass trotz des verengerten Gesammtquerschnittes des Gefässes dieselbe Blutmenge wie früher durch dasselbe hindurch ging. Es konnten endlich diese beiden Momente in geeigneter Weise zusammenwirken. Hierbei handelte es sich entweder um nervöse Einflüsse auf die Lungengefässe oder um eine einfache mechanische Ausgleichung, um eine Steigerung des Drucks vor dem Hinderniss so lange, bis die durch die Druckerhöhung gesteigerte Stromgeschwindigkeit den Defekt völlig ausgeglichen hatte. Die Annahme einer nervösen Einwirkung auf die Lungengefässe war durchaus nicht von vornherein unwahrscheinlich. Man durfte annehmen, dass in der Lunge ganz ähnliche Einrichtungen vorhanden sind, wie im grossen Kreislauf, man konnte glauben, dass das Blutquantum, welches die Pulmonalarterie und ihre Verästelungen durchströmt, durchaus nicht ausreicht, um dieselben vollkommen zu füllen. Wie im grossen

Kreislauf, so konnte auch im kleinen fortwährend ein grosser Theil der Gefässbahn dem Blute verschlossen sein, dadurch dass von den Gefässnerven ausgehende verengernde Einflüsse stets grosse Abschnitte aus der Circulation ausschalten. Für diese Auffassung sprach auch eine Angabe von Cohnheim und Litten, welche gefunden hatten, dass, so vollkommen sie auch sonst die natürlichen Injektionen mit Anilinblaulösung machen konnten, die Lunge immer fleckweise nicht injicirt war. Vielleicht entsprachen diese weiss gebliebenen Stellen den Partien, welche längere Zeit hindurch in dieser Weise dem Blutstrom entzogen worden waren.

Welche von diesen beiden Vorstellungen aber war die richtige? Eine experimentelle Lösung dieser Frage schien am einfachsten so gewonnen werden zu können, dass man versuchte, alle nervösen Einflüsse auf die Gefässe der Lunge zu eliminiren und an so vorbereiteten Thieren die beschriebenen Versuche wiederholte. Erweiterte sich wirklich bei der Unterbindung einer Lungenarterie das Gefässgebiet des andern durch den Wegfall verengernder nervöser Einflüsse so, dass es in der Zeiteinheit dasselbe Blutquantum passiren lassen konnte, so musste, nachdem diese nervösen Einflüsse abgeschnitten, die Unterbindung einer Lungenarterie den Einfluss haben, den das aprioristische Raisonnement ihr zugesprochen hatte.

Die grosse Schwierigkeit, die sich mir aber hier in den Weg stellte, war die, dass über den Verlauf der Gefässnerven der Lunge fast gar keine positiven Angaben existiren, ja dass nicht einmal die Existenz von Vasomotoren der Lungenarterie mit Sicherheit nachgewiesen war.

Man hat im Vagus den Gefässnerven der Lunge vermuthet und auch jetzt findet man meist unter den Funktionen des Vagus die der Innervation der Lungengefässe aufgeführt[1]. Fragen wir aber nach den Grundlagen dieser Vermuthung, so lässt sich für dieselbe nichts anführen, als eine Hypothese über das Zustandekommen der Erscheinungen, welche im Lungenparenchym nach Durchschneidung beider nervi vagi

---

[1] Hermann, Grundriss der Physiologie 5. Auflage p. 318. Huguenin, Allgemeine Pathologie der Krankheiten des Nervensystems I, p. 280.

am Halse auftreten. Diese Hypothese ist von Schiff aufgestellt worden und hat neuerdings in Genzmer[1]) einen Vertheidiger gefunden: jedoch sie ist nichts weniger, als allgemein acceptirt und kann als Beweis für die Funktion des Vagus als Gefässnerven der Lunge nicht angesehen werden.

Von positiven Thatsachen, die Innervation der Lungengefässe betreffend, existirt fast nichts, als das, was von Badoud[2]) durch eine Reihe von Versuchen, welche er im Fick'schen Laboratorium angestellt hat, ermittelt worden ist. Badoud untersuchte den Einfluss der Durchschneidung des Halsmarks und der electrischen Reizung desselben auf den Blutdruck im rechten Herzen und verglich die Resultate mit den gleichzeitigen Aenderungen des Carotidendrucks. Er fand, dass nach der Halsmarkdurchschneidung der Druck im rechten Herzen und in der carotis ziemlich auf dasselbe Niveau herabsinkt. Da der normale Druck im rechten Herzen bei unversehrtem Thiere sehr viel niedriger ist, als im Aortensystem, so ist die Druckabsinkung in Folge der Rückenmarkdurchschneidung auch sehr viel geringer für die Lungenarterie, als für die Carotis. Badoud schliesst hieraus, dass der Tonus der Lungengefässe sehr viel geringer ist, als der der Gefässe des grossen Kreislaufs. Die Reizung des peripheren Theils des durchschnittenen Rückenmarks gab an beiden Orten eine erhebliche Drucksteigerung, und zwar steigt der Blutdruck im rechten Herzen ziemlich ebenso hoch, wie in der Carotis. Es sind die Badoud'schen Versuche für die Existenz vasomotorischer Einflüsse auf die Lungengefässe nicht vollkommen beweisend, auf die Einwände, die dagegen geltend zu machen sind, komme ich später zurück.

Unter diesen Umständen blieb mir nichts übrig, als mich selbst durch eigene Versuche über die Existenz und den Verlauf der Lungengefässnerven zu informiren. Ich versuchte zuerst dieselbe Methode der Druckmessung anzuwenden, deren sich Badoud bedient hatte, weil dieselbe

---

[1]) A. Genzmer, Gründe für die pathologischen Veränderungen der Lungen nach doppelseitiger Vagusdurchschneidung. Pflügers Archiv VIII.

[2]) E. Badoud, Ueber den Einfluss des Hirns auf den Druck in der Lungenarterie. Verhandlungen der Würzburger physicalisch-medicinischen Gesellschaft. Neue Folge VIII. Bd.

ausserordentlich leicht ausführbar schien und sehr wenig verletzend für das Thier war. Badoud mass den Druck im rechten Herzen, dadurch dass er ein mit einer Lösung von kohlensaurem Natron gefülltes Glasrohr von der vena jugularis externa ins rechte Herz schob und dasselbe mit einem Manometer verband. Vor ihm hatte schon Hering[1]) eine Druckmessung im rechten Herzen ausgeführt. Er führte bei einem 8 Tage alten Kalbe mit Ectopia cordis Glasröhren in beide zu Tage liegenden Ventrikel und mass die Höhe, bis zu welcher das Blut in beiden Glasröhren stieg. Die Heringsche Methode passte nur für den besondern Fall, hingegen schien die Badoud'sche allgemein anwendbar zu sein und empfahl sich besonders, weil sie so einfach und äusserst wenig eingreifend war. Leider zeigte es sich bald, dass dieselbe für mich nicht anwendbar war. Badoud hatte mit seiner Glasröhre ein eigens dazu construirtes, von Eigenschwankungen sehr freies Strohhalmmanometer verbunden. Da der Druck im Ventrikel sehr grosse Schwankungen macht und in der Diastole bis auf Null herabgeht, in der Systole zum Maximalwerth ansteigt, so müssen die Eigenschwankungen eines Quecksilbermanometers sehr gross sein, und selbst das gewöhnliche Federmanometer schien Badoud für diese Versuche zu sehr mit Eigenschwankungen behaftet. Mir stand aber ein Manometer, wie es Badoud angewendet hat, nicht zu Gebote und Versuche, die ich mit dem Quecksilbermanometer anstellte, zeigten die völlige Unbrauchbarkeit desselben. Ich fand in allen diesen Versuchen übereinstimmend einen sehr niedrigen Druck im rechten Ventrikel und sehr mässige Druckschwankungen. Es betrug dieser Druck 10—24 mm. Quecksilber mit Pulsschwankungen von 4—6 mm. Diese Resultate standen in flagrantem Widerspruch mit den Zahlen, die Badoud mit Hilfe des Fick'schen Manometers erhalten hatte, er giebt in 2 Versuchen die Höhe des Blutdrucks im rechten Herzen auf 48 und 60 mm. an. Die Resultate der Hering'schen Messung fielen nicht so hoch aus, wie die Badoud'schen, immerhin aber noch erheblich höher, als die meinigen, er fand den Druck gleich 515,7 mm. Blut d. h. etwa 38 mm. Quecksilber.

Wenn nun auch die absolute Höhe des Werths für die

---

[1]) Archiv für physiologische Heilkunde 1850. 1. Heft.

Beantwortung der mich interessirenden Frage nicht in erster Linie ins Gewicht fiel, wenn es sich vielmehr zunächst um die Erkennung von Druckschwankungen handelte, so glaubte ich doch bei den mannigfachen Bedenken, die gegen diese Messungsmethode geltend gemacht werden konnten, von ihr Abstand nehmen zu müssen[1]). Ich wandte mich also zu direkter Druckmessung in der Lungenarterie. Derartige Druckmessungen sind vor mehr als 20 Jahren von Beutner[2]) unter Ludwig's Leitung ausgeführt worden.

Die Methode, welche ich befolgte, um ein Manometer in die Lungenarterie einzusetzen, weicht von der Beutner'schen in einigen Punkten ab, und will ich sie deshalb hier angeben. Nachdem die linke Thoraxhälfte in der vorher bereits angegebenen Weise eröffnet ist, findet man zwischen beiden Lungenlappen von oben nach unten verlaufend, den zum untern Lappen gehenden Ast der linken Lungenarterie. Ohne jede Schwierigkeit kann man denselben isoliren und zwei Fäden unter ihn legen. Der eine von den beiden wird möglichst peripher dicht an der Eintrittsstelle der Arterie in den Lungenlappen geknotet und dient zugleich als Handhabe, um die Arterie für die weitere Operation fixiren zu können. Möglichst central wird eine kleine Klammer um die Arterie gelegt. Dicht am geknoteten Faden wird nun das Gefäss angeschnitten, und zwar muss die Oeffnung recht klein gemacht werden, weil das Gefäss sehr dünnwandig und äusserst dehnbar ist, der Schnitt leicht weiter reisst, und man mit dem Raume möglichst sparsam umgehen muss, da man durch die in der Lungenarterie sehr viel rascher, als in der Carotis eintretende Gerinnung gezwungen ist, die Operation im Laufe eines Versuchs häufig zu wiederholen. In das Gefäss führte ich eine Glascanüle von starkem Kaliber. In der Regel ist der Ast lang genug, so dass man ohne die Klammer zu lüften, die Kanüle tief genug einführen und einbinden kann.

---

[1]) Es ist die Frage, in wie weit diese Art der Messung Aufschluss über die Druckverhältnisse im rechten Herzen giebt, ausführlich von Beutner (Ueber die Strom- und Druckkräfte des Bluts in der arteria und vena pulmonalis, Henle und Pfeuffer, Zeitschrift für rationelle Medicin. Neue Folge 2. Band) behandelt worden. Auf diese Auseinandersetzung glaube ich hier verweisen zu dürfen.

[2]) Beutner l. c.

Ist dies nicht der Fall, so nimmt man die Klammer fort, schiebt die Kanüle vor und bindet möglichst schnell ein. Die bei letzterem Verfahren unvermeidliche Blutung aus der Lungenarterie ist, wenn man rasch operirt, höchst unbedeutend. Die Lunge selbst braucht bei der ganzen Operation gar nicht aus ihrer Lage gebracht zu werden. Sehr viel leichter gelingt der Versuch bei kleinen, als bei grossen Hunden, weil bei letzteren die Gefässe, an denen man manipuliren muss, sehr viel tiefer liegen. Doch ist er auch bei diesen unschwer auszuführen, wenn man das Fenster nicht zu klein macht. Die Kanüle in den linken Hauptast der Lungenarterie einzuführen, ist entschieden schwieriger, weil derselbe schwerer zugänglich und hauptsächlich, weil er kürzer ist. Ich habe bei dem ersten derartigen Experimente den Blutdruck im Stamme gemessen, späterhin immer im untern Aste. In einigen Versuchen benutzte ich aus bestimmten Gründen den untern Ast der rechten arteria pulmonalis, es gelingt dies ebenso leicht und ist dabei dasselbe Verfahren ohne bemerkenswerthe Modifikationen anwendbar. Ich bemerke ausdrücklich, dass die ganze Operation eine nichts weniger, als schwierige ist, und dass das Fenster im Thorax dazu keineswegs grösser zu sein braucht, als zur Unterbindung der linken Lungenarterie[1]). Eine grosse Unbequemlichkeit ist, dass das Blut in der Lungenarterie vermuthlich wegen der geringeren Stromgeschwindigkeit in derselben sehr rasch gerinnt, sehr viel rascher, als in einer peripheren Arterie. Man muss dann jedesmal die Kanüle herausnehmen und reinigen, doch gelingt auch dies ohne Anstand, und kann beliebig oft wiederholt werden. So grosse Schwierigkeiten, wie Beutner, habe ich mit der Fixation der Kanüle nicht gehabt, wahrscheinlich, weil ich dieselbe

---

[1]) Es ist sehr unzweckmässig, das Fenster zu gross zu machen, wie ich das in den ersten Versuchen gethan habe, weil dann bei einiger Dauer des Versuchs die sehr grosse Abkühlung vielfache Störungen setzt. Der Druck im Arteriensystem sinkt sehr stark, gleichzeitig mit der sehr starken Erniedrigung der Rectumtemperatur des Thieres. Vergeblich habe ich mich bemüht, diese üblen Folgen dadurch zu vermeiden, dass ich die Inspirationsluft durch ein heisses Eisenrohr gehen liess. Wird das Fenster klein gemacht, so treten diese Erscheinungen erst sehr spät ein.

nicht wie er, hinter der Lunge, sondern vor derselben eingesetzt habe. Meist war eine Fixation derselben unnöthig, zuweilen allerdings, besonders nach wiederholter Einführung, erfolgten die Ausschläge der Manometersäule nur, wenn die Kanüle in der geeigneten Richtung festgehalten wurde. Verbunden wurde die mit einer Lösung von kohlensaurem Natron gefüllte Kanüle theils mit dem Manometer eines Kymographion, theils mit einem mit Sodalösung gefüllten Manometer. In den ersten Versuchen hatte ich gesehen, dass die Druckschwankungen in der Lungenarterie nicht gross genug sind, um mittelst eines einfachen Quecksilbermanometers zuverlässig beobachtet zu werden. Gleichzeitig wurde der Druck in einer peripheren Arterie, meist in der Carotis, gemessen. Am zweckmässigsten wäre es gewesen, diesen Druck gleichzeitig auf den Papierstreifen des Kymographion aufschreiben zu lassen, doch fehlte mir hierzu die Vorrichtung. Es wurde deshalb der Druck von einem einfachen Quecksilbermanometer abgelesen und der Werth auf der Blutdruckcurve der Lungenarterie notirt.

Bevor ich auf die Details der Versuche eingehe, möchte ich noch einige Betrachtungen über die absolute Höhe des Lungenarteriendrucks und über die Zuverlässigkeit der von mir gefundenen Werthe voranschicken. Beutner, der wie bereits erwähnt, dieselbe Methode benutzte wie ich, giebt von vornherein zu, dass seine Resultate mangelhaft seien, und dass ihre Mängel der Versuchsmethode anhaften. Als derartige Fehler, welche die erhaltenen Werthe beeinflussen, bezeichnet er die Ausschaltung desjenigen Abschnittes des Lungenkreislaufs, in dessen zuführenden Arterienast die Kanüle eingebracht ist. Er nimmt an, dass dies ein Moment ist, welches den Druck in den übrigen Abschnitten der Lungenarterie steigert, und deshalb alle seine Werthe zu hoch erscheinen lässt. In gewissem Masse ist dies allerdings der Fall, jedoch beeinflusst dieser Umstand den Druck in kaum nennenswerther Weise. Ich muss auf diesen Punkt weiter unten noch einmal ausführlich zurückkommen, und werde dann durch eine Reihe von Versuchen zeigen, wie geringfügig die Drucksteigerung in der Lungenarterie bei Ausschaltung einzelner Aeste derselben ist.

Auch die Eröffnung einer Pleurahöhle ist kein Moment, welches den Druck in der Pulmonalarterie beeinflusst. Versuche, in welchen während der Druckmessung in einer Lungenarterie die andere Pleurahöhle eröffnet wurde, zeigten, dass dies auf den Druck in der arteria pulmonalis keinen Einfluss hat. Ich führe als Beispiel hierfür folgenden Versuch an:

Versuch IX. Bei einem kleinen curarisirten Hunde wurde zuerst eine Druckmessung im rechten Herzen mittelst einer von der vena jugularis externa dextra ins rechte Herz geführten, mit einer Lösung von kohlensaurem Natron gefüllten Glasröhre versucht. Es wurde dabei ein Druck von 10 mm. Quecksilber gefunden. Der Druck in der linken carotis betrug 90 mm.

Es wurde hierauf die rechte Thoraxhälfte geöffnet, und ein Manometer in den untern Ast der rechten Lungenarterie eingesetzt, der Druck betrug 18 mm. Der Carotidendruck war während dieser Manipulation auf 70 mm. gesunken. Darauf wurde die linke Pleurahöhle geöffnet, ohne dass dies auf den Blutdruck in beiden Gefässen irgend welchen Einfluss hatte[1]).

Als einen Faktor, der die Richtigkeit seiner Resultate schmälert, bezeichnet Beutner ferner, dass durch Verengerung des Strombettes der Lungenarterie die Menge des in den Arterien fliessenden Blutes abnimmt. Dass diese Argumentation nicht zutrifft, geht aus den Versuchen, die ich bereits mitgetheilt habe, hervor.

Die künstliche Respiration endlich, die Beutner gleichfalls hervorhebt, ist allerdings im Stande, die Form der Blutdruckcurven erheblich abzuändern. Jeder Einblasung entspricht eine erhebliche Steigerung des Drucks in der Lungenarterie, man sieht diese ziemlich steilen Inspirationselevationen an den Curven neben den Pulsschwankungen auf den ersten Blick. Es hat die Steigerung ihren Grund darin, dass bei den Einblasungen ein positiver Druck auf die Lungengefässe ausgeübt wird. Dadurch werden die Widerstände im Lungenkreislauf vermehrt und der Druck in der Lungenarterie muss

---

[1]) Es ist dieser Versuch auch in anderer Beziehung bemerkenswerth. Er zeigt, dass die von mir angewendete Methode der Druckmessung im rechten Ventrikel sicher falsche absolute Werthe giebt, oder wenigstens den Maximaldruck nicht erkennen lässt. Im gegebenen Falle erhielt ich im rechten Ventrikel einen niedrigeren Druck, als in einem Lungenarterienaste, und das ist unmöglich, so lange Blut aus dem Ventrikel in die Arterie fliesst.

steigen. Bei normalem, spontanen Athmen ist dies nicht der Fall, hier ist während der Inspiration der Druck, der auf den Lungengefässen lastet, nicht so gross, als während der Exspiration, während der Inspiration werden durch die Dehnung der Lungensubstanz die Widerstände in den Gefässen geringer. Die Gestalt der Curve wird also eine andere sein. Es ist nicht möglich, die normalen Verhältnisse zur Darstellung zu bringen, denn, wenn man auch ohne Curarenarkose und ohne künstliche Respiration die Druckmessung vornehmen kann, so athmet dann doch die betreffende Seite nicht mit, und die normalen Verhältnisse sind nicht vorhanden. Immerhin ist auch dies ein Moment, welches nur die Form der Curve beeinträchtigt, die absolute Höhe der Werthe wird dadurch nicht alterirt, und ich glaube, dass meine Messungen ganz zuverlässige sind, zuverlässiger als die Beutners, weil ich an curarisirten Thieren gearbeitet habe.

Das erste auffallende Resultat bei gleichzeitigen Messungen in der Carotis und in der Lungenarterie ist die grosse Unabhängigkeit des Lungenarteriendrucks von dem der Carotis. Schon aus den von Beutner angegebenen Werthen geht dies hervor, obschon Beutner es nicht besonders hervorgehoben hat. Er sucht ein Zahlenverhältniss zwischen Carotiden- und Lungenarteriendruck und giebt auch Mittelwerthe dafür an. Diese Mittelwerthe sind aber berechnet aus einer Reihe von einzelnen Werthen, welche meist vom Mittel sehr erheblich abweichen. Diese Abweichungen haben aber ihren Grund nicht in Schwankungen des Lungenarteriendrucks, sondern fast ausschliesslich in den sehr grossen Verschiedenheiten des Carotidendrucks. Auch meine Versuche zeigen dies in sehr prägnanter Weise. Besonders beweisend sind die Fälle, wo der Pulmonalarteriendruck während starker Druckschwankungen in der carotis beobachtet worden ist. Wenn im Laufe lange Zeit hindurch fortgesetzter Versuche der Carotidendruck stark absank, so hatte dies keinen bemerkenswerthen Einfluss auf den Druck in der Pulmonalarterie; wenn, wie dies unter ähnlichen Verhältnissen häufig eintritt, der Arteriendruck sehr langsame rythmische Auf- und Niederschwankungen mit Druckdifferenzen von 60 mm. und mehr macht (Traube'sche Wellen), so ist beim Lungenarteriendruck nichts davon zu sehen. Es zeigten ferner Versuche, die später mitgetheilt werden sollen, dass Reizung des Depressor, welche im grossen Kreislauf eine Herabsetzung des Blutdrucks durch Verminderung des Gefässtones zur Folge hat, den Druck in Lungenarterie nicht beeinflusst. Unter diesen Umständen ist es natürlich schwierig, ein Zahlenverhältniss für beide Werthe anzugeben. Wollte man aber aus meinen Versuchen ein derartiges Verhältniss feststellen, so würde dasselbe sehr viel niedriger ausfallen, als das von Beutner angenommene.

Ich theile hier die in meinen Versuchen gefundenen Anfangsdrücke in der carotis und in der Lungenarterie mit:

	Carotis	art. pulmonalis.
1.	100	20
2.	100	20
3.	70	18
4.	120	11
5.	70	19
6.	60	20
7.	120	15
8.	120	16
9.	100	14
10.	130	10
11.	180	33
12.	115	20
13.	140	13
14.	40	15
15.	80	10

Hiernach würde sich das mittlere Verhältniss auf 6:1 stellen, während Beutner für den Hund ein Verhältniss von 3:1 gefunden hat. Es bleibt unser Resultat auch unverändert bestehen, wenn man die elfte Beobachtung, welche an einem Thier, das ungenügend curarisirt war, und bei dem wegen fortwährender Bewegungen vermuthlich zu hohe Druckwerthe gefunden wurden, eliminirt. Aber auch in meinen Versuchen weichen die meisten Einzelwerthe vom Mittelwerth erheblich ab, es kommen Schwankungen von 13:1 bis 2, 6:1 vor.

Sehr viel interessanter, als diese ziemlich unfruchtbaren Feststellungen, sind andere Erwägungen, die sich an die gefundenen Resultate anknüpfen lassen. Es ergiebt sich aus denselben, dass der arterielle Blutdruck hochgradige Schwankungen machen kann, ohne dass der Lungenarteriendruck denselben folgt. Daraus geht hervor, dass diese Schwankungen nicht bedingt sein können durch Schwankungen in der Grösse der Herzkraft, denn derartige Veränderungen der Herzkraft würden sicherlich den linken Ventrikel nicht allein betreffen; es wird vielmehr hier ein anderer Faktor mit in Anspruch genommen werden müssen, um die Variationen des Drucks zu erklären. Ausser von der Kraft der Herzcontraktionen ist der Blutdruck abhängig von den Widerständen, und diese Widerstände sind — wenigstens soweit sie variabel sind — bedingt durch die Einwirkung der Gefässnerven. Wie bekannt, ist der hohe Blutdruck im Arteriensystem wesentlich die Folge eines tonischen Contraktionszustandes der Muskulatur der kleinen Arterien. Wenn in der Lungenarterie der Druck so sehr viel niedriger ist, als in der Aorta, so liegt dies im Wesentlichen daran, dass im kleinen Kreislaufe diese tonische Erregung der Gefässnerven gänzlich fehlt, oder sehr gering ist. Es ist dies eine Anschauung, die schon Badoud aus seinen Versuchen folgern zu können glaubte, und welche durch meine Resultate wesentlich gestützt und erweitert wird. So lange also die Blutdruckschwankungen im Aortensystem lediglich bedingt sind durch den wechselnden Contraktionszustand der Gefässmuskeln, — und dies ist meist der Fall — so lange ist der Druck in der Lungenarterie von diesen Schwankungen unabhängig. Im Moment hingegen, wo dieselben herrühren von der wechselnden Energie der Herzcontraktionen, ist auch der Druck in der Lungenarterie an diesen Schwankungen mit betheiligt. Auch für derartige Fälle habe ich Beispiele.

Am Schlusse eines langdauernden Versuches trat nach einer längern Athemsuspension ein sehr starkes Absinken des Carotidendrucks von 70 auf 20 mm. Quecksilber ein. Dass diese Absinkung hauptsächlich auf einem Erlahmen der Herzkraft beruhte, zeigte sich dadurch, dass gegen Ende der Athemsuspension eine Reihe unregelmässiger, durch lange Pausen getrennter Herzcontraktionen trotz durchschnittener Vagosympathici auftraten und noch eine Zeit nach wieder aufgenommener Athmung anhielten. Allmählich wurden die Pulse wieder regelmässig, und der Druck hob sich langsam auf die alte Höhe. Der Blutdruck in der Arteria pulmonalis zeigte hier Schwankungen, welche denen des Carotidendrucks zwar nicht parallel, aber gleichnamig und nicht unerheblich waren. Ich lasse die gefundenen Werthe hier folgen: bei einem Carotidendruck von 20 zeigte die Arteria pulmonalis 11 mm., bei 40 17, bei 60 22 und bei 70 24 mm. Quecksilber. Dass die Schwankungen der Lungenarterie denen der Carotis nicht parallel gehen, sondern erheblich geringer ausfallen, beruht entweder darauf, dass die Arbeitsleistung beider Ventrikel verschieden gross ist, oder dass hier doch ausser der Abschwächung der Herzkraft noch vasomotorische Einflüsse im Spiel waren. Badoud bestreitet das erstere, er giebt an, dass bei Halsmarkdurchschneidung der Druck im rechten Herzen eben so hoch wird, wie in der Carotis; er folgert hieraus, dass die Druckdifferenz in beiden Kreislaufsystemen lediglich eine Folge des Gefässtonus ist, und dass, wenn derselbe wegfällt, beide Ventrikel dieselbe Arbeit leisten. Ich habe bereits mehrfach erwähnt, dass die Werthe, welche Badoud für den Druck im rechten Herzen gefunden hat, erheblich höher sind, als meine Ziffern für den Druck in der Lungenarterie. In meinen Versuchen war der Druck in der Lungenarterie bei unversehrtem Mark schon niedriger, als er in der Carotis nach Halsmarkdurchschneidung zu sinken pflegt, es war also kaum denkbar, dass nach der Halsmarkdurchschneidung der Druck in beiden Gefässsystemen gleich sein würde.

Immerhin war es auch für mich geboten, wenn ich die Frage, ob auch im kleinen Kreislauf eine tonische Erregung der Gefässnerven existirt, beantworten wollte, die Verminderung des Blutdrucks in der Lungenarterie bei Durchschneidung der nervi vagi und des Halsmarks zu untersuchen. Die Halsmarkdurchschneidung hebt den Tonus im grossen Kreislauf auf und setzt dadurch den Druck tief herab; blieb im kleinen Kreislauf der Druck nach Abtrennung desselben von den Gefässnervencentren unverändert, so war damit das Nichtvorhandensein des Tonus erwiesen. Die Durchschneidung der Vagi liess den Druck im kleinen Kreislauf unbeeinflusst, nicht so aber die Halsmarkdurchschneidung. Ich durchschnitt das Halsmark in der von Ludwig angegebenen Weise nach Trepanation des Bogens des 2. Halswirbels. In allen Fällen ergab die Halsmarkdurchschneidung eine Herabsetzung des Drucks in der Lungenarterie. Die Druckabsinkung war sehr viel geringer, als in der Carotis, aber doch zum Theil nicht unerheblich. Ich lasse hier einige Beispiele dieser Versuche folgen:

Versuch X. Kleiner Hund. Curare. Künstliche Respiration. Gleichzeitige Blutdruckmessungen in der carotis dextra und im untern Ast der linken Lungenarterie. In ersterer ein Quecksilbermanometer, in letzterer ein mit einer Lösung von kohlensaurem Natron gefülltes.

Versuchsanordnung	Blutdruck in	
	carot. d.	art. pulm. sin.
Anfangsdruck	95	170 mm. Sodalösung = 14 mm. Hg.
Durchschneidung des Halsmarks	20	110 mm. = 9 mm. Hg.

Versuch XI. Grosser Hund. Curare. Künstliche Respiration. Gleichzeitige Blutdruckmessungen in der arteria femoralis sinistra und im untern Aste der arteria pulmonalis sinistra. Letztere ist mit einem mit einer Lösung von kohlensaurem Natron gefüllten Manometer verbunden.

Versuchsanordnung	Blutdruck in	
	art. fem. sin.	art. pulm. sin.
Anfangsdruck	85	210-215 mm. Sodalösung = 17 mm. Hg.
Durchschneidung des Halsmarks	20	110 = 9 mm. Hg.

War durch das Resultat dieser Versuche die Existenz eines Gefässtonus im kleinen Kreislauf nachgewiesen? Keineswegs. Jede bedeutende Blutdruckabsinkung im grossen Kreislauf musste an und für sich den Druck in der Pulmonalarterie erniedrigen. Bleibt bei starkem Herabgehen des Drucks im Aortensystem der Druck in der Pulmonalarterie unverändert, so muss die Folge davon sein, dass mehr Blut ins linke als ins rechte Herz fliesst, denn die Stromgeschwindigkeit im kleinen Kreislauf bleibt unverändert, da die treibenden Kräfte dieselben geblieben sind, während der Blutstrom im grossen Kreislauf sehr verlangsamt ist. Daraus resultirt eine Abnahme des Füllungszustandes des kleinen Kreislaufs und ein Absinken des Drucks so lange, bis auch die Stromgeschwindigkeit im kleinen Kreislauf dieselbe wie im grossen geworden ist. Von diesem Moment an tritt wieder Constanz des Drucks ein. War diese Auffassung der Drucksenkung in der Lungenarterie bei Halsmarkdurchschneidung zutreffend, so mussten alle Momente, welche den Druck und die Geschwindigkeit im grossen Kreislauf steigern, auch steigernd auf den Druck in der Lungenarterie wirken. So z. B. die Compression der Brustaorta. Dies war auch in der That der Fall.

Im Versuch X stieg bei Compression der Brustaorta dicht über dem Zwerchfell der Druck
  in der carotis von 20 auf 37 mm. Hg.
  in der Lungenarterie von 110 auf 140 mm. Sodalösung
  d. h. von 9 auf 12 mm. Hg.

Im Versuch XI stieg der Druck in der Lungenarterie
  von 110 auf 195 mm. Sodalösung
  d. h. von 9 auf 16 mm. Hg.

Damit hatte er beinahe die ursprüngliche Höhe von 210 mm. Sodalösung oder 17 mm. Quecksilber erreicht.

Wenn ich nun auch auf diese Versuche hin das Nichtvorhandensein eines Tonus im kleinen Kreislauf nicht für sicher bewiesen halte, so folgt aus ihnen doch zweifelsohne, dass derselbe, wenn er besteht, nur eine sehr untergeordnete Rolle spielt, die nicht zu vergleichen ist mit der Bedeutung, welche der Tonus im Gefässsystem des grossen Kreislaufs hat. Die Druckdifferenz im Aortensystem und im System der Lungenarterie ist, wenn auch nicht allein, so doch zum grössten Theile die Folge dieser Differenz.

Es ist diese Einrichtung für den Pathologen von grosser Bedeutung, denn ohne sie würden eine Reihe von Veränderungen dem Organismus viel verhängnissvoller sein, als sie es jetzt sind. Wenn durch einen Mitralklappenfehler der linke Vorhof überfüllt, und der Abfluss des Blutes aus den Lungenvenen erschwert ist, so pflanzt sich hier die Drucksteigerung durch die Capillaren hindurch auf die Lungenarterie und auf den rechten Ventrikel fort. Der rechte Ventrikel compensirt schliesslich durch Steigerung seiner Arbeitsleistung das Stromhinderniss, und das Blut fliesst wieder mit der früheren Geschwindigkeit durch die Lungen. Anders sind die Erscheinungen im grossen Kreislauf, wenn irgendwo ein Hinderniss den Abfluss des Blutes aus den Venen hemmt. Hier kann sich wegen des hohen Gegendrucks in den Arterien die Drucksteigerung nicht durch dieselben ins linke Herz fortpflanzen, das Blut wird zwischen dem hohen arteriellen und dem hohen venösen Druck eingekeilt, die Blutflüssigkeit transsudirt ins Gewebe, es tritt Stauungsödem ein. So ist durch den geringen oder fehlenden Tonus der Lungengefässe bei den erwähnten Affektionen die Möglichkeit einer Ausgleichung gegeben, die grade für die Lunge im höchsten Masse nothwendig ist. Denn schon jede erhebliche Circulationsverlangsamung ist in der Lunge wegen der mit derselben verbundenen Beeinträchtigung der Blutlüftung von schwerer Bedeutung, und wenn die Lunge, wie die Organe des grossen Kreislaufs jede erhebliche Venenstauung mit Oedem beantwortete, so würde damit bei jeder derartigen Störung das Leben unmittelbar bedroht sein.

Fehlt aber der Tonus der Lungengefässe, oder ist er nur von untergeordneter Bedeutung, so ist damit dem Erklärungsversuche, der den Ausgangspunkt für diese Versuche gegeben hat, der Boden entzogen. Dieser Erklärungsversuch hat grade für den kleinen Kreislauf, dem grossen Kreislauf analog, tonisch verengernde Mechanismen angenommen, die grössere Abschnitte der Gefässbahn periodisch aus der Circulation ausschalten, und deren Fortfall im Falle des Bedürfnisses die Bahn erweitern sollte.

Die oben erwähnte Beobachtung von Cohnheim und Litten, die mir eine Stütze dieser Auffassung zu sein schien, ist nach diesen Versuchen nicht in der vorausgesetzten Weise zu erklären, sondern muss anders gedeutet werden.

Wenn aber die Existenz eines Gefässtonus für den Lungenkreislauf unwahrscheinlich war, so fehlten vielleicht der Lunge die Gefässinnervationen vollständig. Das Vorhandensein von vasomotorischen Nerven der Lungengefässe war, wie bereits erwähnt, nicht unbestritten, oder doch nicht in ausreichender Weise bewiesen, und es war immerhin nicht undenkbar, dass die Gefässe des kleinen Kreislaufs jeglicher nervösen Einwirkungen baar, sich wie elastische Schläuche verhielten. War dies der Fall, so musste damit selbstverständlich jeder Gedanke an die Existenz einer Regulation durch Vermittlung nervöser Apparate fallen.

So unwahrscheinlich auch diese Annahme a priori war, da die kleinen Zweige der arteria pulmonalis eine, wenn auch schwache, doch deutlich entwickelte Ringmuskulatur zeigen, so schienen doch die ersten Versuche, welche ich zur Beantwortung dieser Frage anstellte, dieselbe in negativem Sinne entscheiden zu wollen. Ich versuchte die Gefässnervenerregung auf reflektorischem Wege durch Reizung des centralen Endes des durchschnittenen nervus ischiadicus zu erzielen. In allen Fällen erhielt ich übereinstimmend eine sehr erhebliche Drucksteigerung in der carotis, während der Druck in der Lungenarterie unverändert blieb, oder doch in kaum merklicher Weise in die Höhe ging[1]. Die elektrische Reizung des centralen Endes eines nervus vagus gab zwar meist eine Blutdrucksteigerung, doch war dieselbe äusserst geringfügig und fehlte einigemal ganz, während der Carotidendruck allemal, bis auf einige Fälle, in denen die Depressorwirkung überwog, beträchtlich in die Höhe ging.

Ich lasse einige der bei diesen Versuchen erhaltenen Zahlen hier folgen.

Versuch XII. Bei einem curarisirten kleinen Hunde wurde der Druck gleichzeitig in der carotis sinistra und im untern Ende der arteria pulmonalis sinistra gemessen.

---

[1] Zu demselben Resultate ist betreffs der Ischiadicusreizung, wie ich aus einer kurzen Mittheilung desselben ersehe, auch Hofmokl gekommen. (Hofmokl, Untersuchungen über Blutdruckverhältnisse im grossen und kleinen Kreislauf. Wiener med. Jahrbücher 1875, III.)

Versuchsanordnung.	Blutdruck in	
	art. carot. s.	art. pulm. s.
1. Anfangsdruck	100 mm.	14 mm. Hg.
2. Reizung des centralen Endes des nervus ischiadicus dextr. mit starken Induktionsströmen	120 mm.	14 mm. Hg.
3. Nach Schluss der Reizung	100 mm.	14 mm. Hg.

Versuch XIII. Kleiner Hund. Curare. Künstliche Respiration. Gleichzeitige Blutdruckmessungen in der carotis sinistra und in dem untern Aste der linken Lungenarterie. Die sehr hohen Werthe für den Druck in beiden Gefässen sind vielleicht auf die unvollkommene Curarewirkung zu beziehen.

Versuchsanordnung.	Blutdruck in	
	art. carot. s.	art. pulm. s.
1. Anfangsdruck	180 mm.	33 mm. Hg.
2. Reizung des centralen Stumpfes des nerv. ischiadicus dextr. 60 Sekunden Dauer. Stromstärke allmählich steigend durch Näherung der Induktionsrollen von 14 auf 12 Ctm. Abstand.	300 mm.	34 mm. Hg.
3. Nach Schluss der Reizung	180 mm.	32 mm. Hg.

Versuch XIV. Kleiner Hund. Versuchsanordnung wie in den vorigen Versuchen. Unmittelbar nach Beendigung der Vorbereitungen war durch Abreissen des mit der Carotis verbundenen Manometerschlauchs eine starke Blutung eingetreten, und in Folge dessen der arterielle Druck stark gesunken.

Versuchsanordnung.	Blutdruck in	
	carot. s.	art. pulm. s.
1. Anfangsdruck	40 mm.	13 mm. Hg.
2. Reizung des centralen Stumpfes des nervus ischiadicus sinister. Dauer 100 Sekunden. Rollenabstand allmählich von 12 auf 5 Ctm. verringert . . .	70 mm.	15 mm. Hg.
3. Nach Schluss der Reizung	30 mm.	12 mm. Hg.
4. Reizung des centralen Stumpfes des nervus ischiadicus dexter. Dauer 45 Sekunden. Rollenabstand allmählich von 8 auf 6 Ctm. verringert	70 mm.	14 mm. Hg.
5. Nach Schluss der Reizung	30 mm.	11 mm. Hg.
6. Nochmalige Reizung. Dauer 50 Sekunden. Rollenabstand allmählich von 8 auf 6 Ctm. verringert	60 mm.	11 mm. Hg.

Ich habe den letzten Versuch aufgeführt, weil er mehrmals bei centraler Ischiadicusreizung unbedeutende Drucksteigerungen zeigte. Es sind diese Drucksteigerungen aber wirklich so unbedeutend, dass sie bei einfachem Betrachten der Blutdruckcurve nicht zu erkennen sind, sondern erst bei der genauen Ausmessung sich ergeben, wobei bemerkt werden muss, dass dabei absichtlich so vorgegangen wurde, dass eher kleine Irrthümer zu Gunsten der Drucksteigerung als umgekehrt unterlaufen konnten.

Versuch XV. Bei demselben Thiere wurde auch die Reizung des centralen Vagusendes vorgenommen mit folgendem Resultat:

Versuchsanordnung.	Blutdruck in	
	art. carotis.	art. pulm.
1. Druck vor Beginn der Reizung . .	70 mm.	13 mm.
2. Reizung des centralen Stumpfes des nervus vagus sinister. Dauer 85 Sekunden. Rollenabstand allmählich von 12 auf 7 Ctm. verringert	120 mm.	17 mm.
3. Nach Schluss der Reizung	65 mm.	13 mm.
4. Wiederholung der Reizung. 45 Sekunden Dauer. Rollenabstand allmählich von 8 auf 4 Ctm. verringert . .	100 mm.	15 mm.
5. Nach Schluss der Reizung	60 mm.	12 mm.
6. Reizung des centralen Stumpfes des nervus vagus dexter. Dauer 45 Sekunden. Rollenabstand allmählich von 8 auf 4 Ctm. verringert.	100 mm.	14 mm. Gerinnung.

Es ist aus diesem Versuche, dem ich eine Reihe ganz analoger an die Seite setzen könnte, ersichtlich, dass die Drucksteigerung bei Reizung des centralen Vagusendes zwar beträchtlicher, als bei Reizung des centralen Stumpfs des Ischiadicus, aber immer noch sehr unbedeutend ist. Die beigefügten Curven (Fig. 2 und 3) repräsentiren den Effekt einer centralen Ischiadicus- und Vagusreizung.

In denjenigen Fällen, in welchen die depressorische Wirkung der centralen Vagusreizung überwog, sank der Druck in der Lungenarterie nicht mit dem Carotidendruck, sondern blieb trotz erheblichen Absinkens des letztern unverändert.

Versuch XVI. Bei dem zu Versuch XIII benutzten Hunde wurden noch folgende Beobachtungen angestellt:

Versuchsanordnung	Blutdruck in	
	art. carot.	art. pulm.
1. Druck vor Beginn der Reizung . .	120 mm.	25 mm.
2. Reizung des centralen Stumpfes des nervus vagus dexter. Dauer 60 Sekunden. Rollenabstand von 10 auf 6 Ctm. allmählich verringert	70 mm.	24 mm.
3. Nach Schluss der Reizung		23mm.
4. Nochmalige Reizung. Dauer 95 Sekunden. Rollenabstand allmählich von 12 auf 5 Ctm. verringert	50 mm.	23 mm.
5. Nach Schluss der Reizung	80 mm.	23 mm.
6. Nochmalige Reizung 60 Sekunden. Rollenabstand von 7 auf 4 Ctm. allmählich verringert . . .	70 mm.	24 mm. Gerinnung.
7. Nach Wiedereröffnung der Kanüle. .	90 mm.	23 mm.
8. Reizung des centralen Stumpfes des rechten nervus vagus. Dauer 50 Sekunden. Rollenabstand von 7 auf 3 Ctm. allmählich verringert	60 mm.	23 mm.

Versuch XVII. Bei einem andern Hunde, der in derselben Weise vorbereitet war, wurde der nämliche Versuch gemacht.

Versuchsanordnung	Blutdruck in	
	art. carot.	art. pulm.
1. Druck vor Beginn der Reizung . .	80 mm.	23 mm.
2. Reizung des centralen Endes des nervus vagus sinister. Dauer 60 Sekunden. Rollenabstand von 14 auf 3 Ctm. allmählich verringert	40 mm.	23 mm. Gerinnung.
3. Nach Wiedereröffnung der Kanüle .	90 mm.	21 mm.
4. Reizung des centralen Endes des nervus vagus dexter. Dauer 65 Sekunden. Rollenabstand von 8 auf 3 Ctm. allmählich verringert.	40 mm.	21 mm.

Eine hierzu gehörige Curve ist in Figur 4 abgebildet.

Anders waren die Resultate, wenn das Gefässnervencentrum direkt von der Erregung betroffen wurde. Die Reizung des Gefässnervencentrums geschah entweder durch elektrische Erregung der medulla oblongata, oder durch Athemsuspension, oder endlich durch Injektion mehrerer Milligramm Strychnin in eine Vene. In allen diesen Fällen ging übereinstimmend auch der Blutdruck in der Lungenarterie prompt mit der Blutdrucksteigerung in der Carotis in die Höhe. Es war diese Drucksteigerung niemals, auch nicht verhältnissmässig so hoch, wie in der Carotis, doch immerhin erheblich genug, um auf den ersten Blick erkennbar zu sein.

Zur Erläuterung des Gesagten diene folgendes Versuchsbeispiel:

Versuch XVIII. Angestellt an dem zu Versuch XII benutzten Hunde.

Versuchsanordnung.	Blutdruck in	
	carot. s.	art. pulm. s.
1. Anfangsdruck	100 mm.	14 mm.
2. Athemsuspension	190 mm.	8—30 mm.
Nach Wiederbeginn der Athmung		12—36 mm.
Nach Aufhören der durch Vagusreizung bedingten langsamen Pulse		23 mm.
3. Nach Verlauf von einigen Minuten . . .	100 mm.	15 mm.
4. Durchschneidung des n. vagus sin. . . .		15 mm.
5. Durchschneidung des n. vagus dextr. . . .	140 mm.	16 mm.
6. Nach Verlauf einiger Minuten	100 mm.	16 mm.
7. Athemsuspension	230 mm.	26 mm.
Unmittelbar nach Wiederbeginn der Athmung		30 mm.
8. Einige Minuten nach Beginn der Athmung	110 mm.	13 mm.
9. Injektion von 0,002 Strychnin nitr. in die vena facialis sin.	280 mm.	27 mm.
10. Elektrische Reizung der medulla oblongata mit starken Inductionsströmen. Vor Beginn der Reizung	20 mm.	12 mm.
11. Reizung	100 mm.	22 mm.
12. Nach Schluss der Reizung	40 mm.	13 mm.
13. Reizung	110 mm.	17 mm.

Versuch XIX. An dem zu Versuch XIV benutzten Hunde wurde bei erhaltenen Vagosympathicis die Athmung 95 Sekunden suspendirt. Der Carotidendruck stieg von 30 auf 60 mm. Der Lungenarteriendruck, welcher vorher 12 mm. betragen hatte, stieg während der langsamen durch Vagusreizung bedingten Pulse auf 14 mm. Als der Carotidendruck zu sinken begann, wurde die Athmung wieder eingeleitet, der Lungenarteriendruck stieg aber noch weiter und 25 Sekunden nach Wiederbeginn der Athmung, als die Vaguspulse den regelmässigen raschen Pulsschwankungen Platz gemacht hatten, betrug er 17 mm., dann begann er zu sinken. Derselbe Versuch wurde bei durchschnittenen Vagosympathicis wiederholt. Die Athemsuspension dauerte 110 Sekunden. Der Druck in der Carotis stieg von 100 auf 145 mm., der Druck in der Lungenarterie von 12 auf 20 mm. In den letzten 20 Sekunden beginnt der Carotidendruck bereits zu sinken, während der Pulmonaldruck noch steigt. Nach Wiederaufnahme der Respiration steigt der Letztere noch 15 Sekunden. Das Maximum beträgt 23 mm. Dann sinkt er allmählich ab.

Beispiele der bezüglichen Curven des Lungenarteriendrucks sind in Fig. 5—7 beigefügt.

Es schien nach diesen Versuchsergebnissen, als ob die Lungengefässe allerdings ähnlich, wie die des grossen Kreislaufs, vasomotorischen Einflüssen gehorchten. Freilich schienen diese Einflüsse erheblich weniger mächtig zu sein, als im grossen Kreislauf. Die Blutdrucksteigerung blieb in allen Fällen und bei jeder Art der Erregung des Gefässnervencentrums erheblich hinter der in der Arterie und des grossen Kreislaufs zurück. Besonders hochgradig war die Differenz, wenn die Reizung vorgenommen wurde, während der Carotidendruck bereits tief herabgegangen war. Es war in diesen Fällen der Lungenarteriendruck sehr viel weniger gesunken und es fiel dem entsprechend die Steigerung bei der Reizung sehr viel geringer aus, als in der Carotis. Einer Steigerung auf das Fünffache in letzterem Gefäss entspricht unter diesen Bedingungen in einem Falle noch nicht einmal ein Heraufgehen des Lungenarteriendrucks auf das Doppelte.

Ein sehr bemerkenswerther Unterschied zwischen der Innervation der Gefässe des kleinen und des grossen Kreislaufs ist ferner der, dass die Getässnerven in jenem nicht auf reflektorischem Wege erregbar zu sein scheinen. Die Reizung des centralen Endes des Ischiadicus ergab so gut wie gar keine, die des Vagus höchst unbedeutende Drucksteigerung. Ich glaube nicht, dass die bei centraler Vagusreizung eintretende Drucksteigerung, die übrigens einigemal fehlte, dahin zu deuten ist, dass von den Endigungen der sensibeln Lungenarterien aus eine reflektorische Erregung der Lungengefässnerven eintritt, während sie von den andern sensibeln Nerven aus nicht zu erzielen ist. Ich halte es vielmehr für wahrscheinlicher, dass dieselbe lediglich eine Folge der Drucksteigerung im Aortensystem ist, die bei der centralen Vagusreizung in der Regel höher auszufallen pflegt, als bei der centralen Ischiadicusreizung.

Es schien mir, als ob diese höchst auffallende Abweichung in der Organisation der Lungengefässe denen des grossen Kreislaufs gegenüber in Zusammenhang gebracht werden könne mit dem mangelnden Gefässtonus in der Lunge. Die Möglichkeit einer reflektorischen Erregung der Gefässnerven, die Verbindung ihres Centrums mit der Endausbreitung sensibler Nerven existirt nur da, wo die Gefässe in einer fortwährenden tonischen Zusammenziehung sich befinden. Es ist dieser Tonus das Resultat fortwährend auf der Bahn centripetaler Fasern nach dem Centrum gelangender Erregungen; da wo der Tonus fehlt, ist auch die Möglichkeit einer reflektorischen Erregung überflüssig.

Ebenfalls auf das Fehlen des Tonus zu beziehen ist der Umstand, dass der Depressor auf den Druck in der Lungenarterie keinen Einfluss hat. Der Depressor ist ein Hemmungsnerv für den Gefässtonus, da wo dieser fehlt, ist er wirkungslos.

War denn aber durch meine Versuchsresultate die Existenz der Lungengefässnerven wirklich ausser allem Zweifel? Liess es sich nicht denken, dass die Drucksteigerung in der Lungenarterie lediglich die mechanische Folge der Drucksteigerung im grossen Kreislauf sei? Es war eine derartige Wechselwirkung auf zwei Wegen denkbar, es konnte entweder durch den hohen Druck im Aortensystem die Entleerung des Blutes aus der Lunge ins linke Herz erschwert und der Druck in der Lungenarterie durch Stauung steigen, oder es konnte, wenn durch die Contraktion eines grossen Theils der kleinen Arterien des grossen Kreislaufs das Strombett desselben erheblich eingeengt wurde, das überschüssige Blut den nicht verengerten kleinen Kreislauf überschwemmen und dort eine Drucksteigerung veranlassen. Den letzten Einwand hatte sich schon Badoud bei seinen Versuchen gemacht. Auch er hatte die Möglichkeit ins Auge gefasst, dass die Drucksteigerung im rechten Herzen bei der Rückenmarksreizung herrühre von einer Verdrängung eines Theils des Blutes aus dem grossen in den kleinen Kreislauf. Um die Frage zu entscheiden, steigerte er den Druck im Aortensystem durch Reizung eines nervus splanchnicus. Er erhielt dabei neben einem starken Ansteigen des Carotidendrucks auch eine Steigerung im rechten Herzen, doch war dieselbe lange nicht so hoch, wie bei Rückenmarksreizung und stand zu der Blutdrucksteigerung im Aortensystem in keinem Verhältnisse.

In meinen Versuchen waren eine Reihe von Thatsachen, die mich von vornherein gegen die entwickelte Auffassung der Resultate einnahm. Einmal hatte ich auf reflektorischem Wege sehr erhebliche Blutdrucksteigerungen im grossen Kreislauf bewirkt und dabei keine oder nur minimale Steigerungen des Blutdrucks in der Lungenarterie gesehen. Andererseits zeigten die Curven gewisse Eigenthümlichkeiten, die bei der fraglichen Auffassung ganz unerklärlich waren. Während nämlich die Blutdrucksteigerung in der Pulmonalarterie bei Rückenmarksreizung und bei Strychninvergiftung Hand in Hand mit der Drucksteigerung im Aortensystem ging, so dass das Ansteigen in beiden Gefässen gleichzeitig begann und gleichzeitig rückgängig wurde, fing bei Athemsuspension der Druck in der Lungenarterie sehr viel später zu steigen an, als der Carotidendruck. Unmittelbar nach Beginn der Athemsuspension sank in der Pulmonalarterie der Druck um 1—2 mm.[1]) und während er sich auf diesen niedrigen Werthen befand, hatte der Carotidendruck bereits einen sehr hohen Stand erreicht. Analog diesem Verhalten steigt der

---

[1]) Ich nehme an, dass diese regelmässige Druckerniedrigung nach Beginn der Athemsuspension veranlasst wird, durch das Wegfallen von Widerständen, welche die künstliche Athmung für den Lungenkreislauf schafft.

Pulmonalarteriendruck noch eine geraume Zeit hindurch an, während der Druck in der Carotis bereits im Sinken begriffen ist. Eine genaue Feststellung dieser Verhältnisse ist nur dann möglich, wenn man beide Gefässe ihre Drücke gleichzeitig aufschreiben lässt, und dazu fehlten mir leider die Vorrichtungen.

Immerhin konnte mich alles dies nicht davon dispensiren, die vorhin ausgeführten Einwände gegen das Vorhandensein von Lungenvasomotoren zu prüfen. Ich versuchte die Lösung der Frage durch folgenden Versuch zu erzielen.

Versuch XX. Einem curarisirten Hunde wurde das Rückenmark in der Mitte der Brustwirbelsäule und der rechte nervus splanchnicus dicht unter dem Zwerchfell durchschnitten. Dann wurden gleichzeitig Blutdruckmessungen in der linken Carotis und im unteren Aste der linken Lungenarterie angestellt.

Versuchsanordnung.	Blutdruck in	
	carot. s.	art. pulm. s.
1. Bei Beginn des Versuchs	30 mm.	12 mm.
2. Reizung der medulla oblongata durch starke Induktionsströme. Dauer 40 Sekunden	Vaguspulse. Mehrmals Herzstillstand durch mehrere Sekunden.	
3. Nach Schluss der Reizung und Aufhören der Vaguspulse		18 mm.
4. Durchschneidung beider Vagosympathici.	30 mm.	15 mm.
5. Reizung der medulla oblongata. 30 Sekunden Dauer. Rollenabstand allmählich von 5 auf 4 ctm. verringert	50 mm.	20 mm.
6. Pause 50 Sekunden	32 mm.	16 mm.
7. Reizung. 50 Sekunden Dauer. Rollenabstand von 5 auf 4 ctm. verringert	52 mm.	20 mm. Gerinnung.
8. Nach Wiedereröffnung der Kanüle	30 mm.	12 mm.
9. Reizung. 25 Sekunden Dauer. Rollenabstand 2 ctm.	52 mm.	22 mm.
10. Pause 50 Sekunden	30 mm.	13 mm.
11. Reizung. 30 Sekunden Dauer. Rollenabstand von 1 auf 0 ctm. verringert	50 mm.	22 mm.
12. Pause	36 mm.	15 mm.

Bei diesem Thiere, welchem das Brustmark in der Mitte der Brustwirbelsäule und ein nervus splanchnicus durchtrennt waren, konnte die Halsmarkreizung auf den grösseren Theil der Vasomotoren des grossen Kreislaufs keine Wirkung mehr haben, es mussten hingegen alle, oder doch fast alle Gefässnerven der Lunge mit vom Reize betroffen werden. Hier konnte bei dem geringen Drucke und der unbedeutenden Drucksteigerung im Aortensystem von einem Widerstande für die Entleerung des Lungenbluts nicht die Rede sein und ebensowenig glaubte ich bei so geringer Drucksteigerung und bei der grossen Weite des Körperarteriensystems eine Verdrängung von Blut aus dem grossen in den kleinen Kreislauf befürchten zu müssen. Fehlten also die Lungengefässnerven, so musste hier die Halsmarkreizung auf den Blutdruck in der Lunge einflusslos sein, ein Ansteigen des Lungenarteriendrucks hingegen schien mir sicher auf die Existenz von Lungenvasomotoren zu beziehen zu sein. Eine Reizung des untern Abschnitts des Rückenmarks konnte hingegen nur auf den Druck im grossen Kreislauf wirken, während der Blutdruck in der Lungenarterie unbeeinflusst bleiben musste. Bei Reizung des Halsmarks erhielt ich nun in der That ein erhebliches Ansteigen des Drucks in der Lungenarterie, und es war die Reizung zum Theil wenigstens ebenso beträchtlich, wie die in den früheren Versuchen bei Reizung des Rückenmarks beobachtete; der Blutdruck in der Carotis hingegen war von vornherein sehr niedrig und stieg auch relativ nur unbedeutend an. Der zweite Theil des Versuchs blieb resultatlos, weil die Reizung des untern Abschnitts des Rückenmarks auch den peripherischen Druck kaum beeinflusste. Ich wiederholte deshalb den von Badoud angestellten, vorhin bereits erwähnten Versuch.

Versuch XXI. Bei einem mittelgrossen curarisirten Hunde wurde der linke nervus splanchnicus in der Brusthöhle aufgesucht und durchschnitten. Dann wurden nach Durchschneidung beider Vagosympathici Druckmessungen in der linken Carotis und im untern Aste der linken Lungenarterie angestellt.

Versuchsanordnung.	Blutdruck in	
	art. carot.	art. pulm.
1. Druck bei Beginn des Versuchs	140 mm.	23 mm.
2. Reizung des peripherischen Endes des nervus splanchnicus sin. Dauer 55 Sekunden. Rollenabstand 4 ctm.	190 mm.	24 mm.
3. Pause 60 Sekunden	160 mm.	23 mm.
4. Wiederholung der Reizung. Dauer 40 Sekunden. Rollenabstand 2 ctm.	190 mm.	23 mm.
5. 20 Sekunden nach Schluss der Reizung . .	150 mm.	23 mm.

Es ging also bei Reizung eines nervus splanchnicus, des Gefässnerven der Unterleibsorgane, der Blutdruck in der Carotis erheblich in die Höhe, während der Lungenarteriendruck völlig unverändert blieb oder ganz gerinfügige nur bei genauer Ausmessung der Curve feststellbare, kaum 1 mm. Quecksilber betragende Steigerungen zeigte. Solche Steigerungen hatte ich auch bei Ischiadicusreizung beobachtet, wenn der Blutdruck im Aortensystem in die Höhe ging. Sie scheinen in der That eine Folge der Blutdrucksteigerung im grossen Kreislauf zu sein.

Immerhin liess sich gegen die Beweiskraft dieses Versuchs derselbe Einwand machen, der auch die Resultate der centralen Ischiadicus- und Vagusreizung traf, dass nämlich die Blutdrucksteigerung in der Carotis, die ich bei allen diesen Eingriffen erhalten hatte, sehr viel geringer war, als die bei direkter Erregung des Gefässnervencentrums, und dass sie sich deshalb nicht in den kleinen Kreislauf fortpflanzte. Es blieb also nur der Versuch XX als Beweis der Existenz der Lungengefässnerven, und auch gegen diesen liessen sich eine Reihe von Beobachtungen ins Feld führen, deren ich bereits im Vorhergehenden Erwähnung gethan habe. Comprimirt man Thieren, denen das Halsmark durchschnitten ist, die Brustaorta über dem Zwerchfell, so steigt bekanntlich der Blutdruck in den oberhalb der Compressionsstelle gelegenen Theilen des Aortensystems an, mit ihm steigt auch der Lungenarteriendruck und erreicht mitunter den Stand, den er vor der Halsmarkdurchschneidung hatte. Dieses Versuchsergebniss war aber dem im Versuch XX ganz analog, und die Versuchsbedingungen nicht unähnliche, nur dass hier von einer Erregung der Lungengefässnerven sicher keine Rede war. Auch hier war der Carotidendruck nach der Halsmarkdurchschneidung sehr niedrig, und die Aortencompression steigerte ihn gleichfalls nicht so, dass an ein Hinderniss für das Einströmen des Blutes ins linke Herz gedacht werden konnte. Das Strombett des Aortensystems war durch die Halsmarkdurchschneidung so erheblich erweitert, dass man annehmen durfte, dass trotz der Abschneidung eines grossen Theils des Gefässgebietes kein Blut in den kleinen Kreislauf gedrängt werden würde. Und doch war letzteres unzweifelhaft der Fall, und es konnte auch im Versuch XX der Fall gewesen sein.

So war auch dieser Versuch denselben Einwürfen ausgesetzt wie die vorhergehenden, und ich war allmählich zu der Ueberzeugung gelangt, dass beweisend für die Existenz der Lungengefässnerven nur ein Versuch sein konnte, in dem es gelang, durch Erregung derselben den Druck in der Lungenarterie zu steigern, ohne dass gleichzeitig der Carotidendruck in die Höhe ging. Bei der ausserordentlichen Schwierigkeit dieser Aufgabe glaubte ich schon auf die Beibringung dieses definitiven Beweises für die Lungengefässnerven verzichten zu müssen, als ich im folgenden Versuche ein nach jeder Richtung hin überzeugendes Resultat erhielt.

Versuch XXII. Kleiner Hund. Curare. Künstliche Respiration. Druckmessungen in der carotis dextra und im untern Ast der arteria pulmonalis sin. Mit ersterem Gefäss ist ein Quecksilbermanometer, mit letzterem ein mit Sodalösung gefülltes verbunden.

Versuchsanordnung.	Blutdruck in	
	art. carot.	art. pulm.
1. Anfangsdruck	80 mm. Hg.	120 mm. Sodalösung (10 mm. Hg.)
2. Compression der aorta thoracica dicht über dem Zwerchfell	150 mm. Hg.	120 mm. Sodalösung (10 mm. Hg.)
3. Blutstrom frei	40 mm. Hg.	100 mm. Sodalösung (8 mm. Hg.)

Versuchsanordnung.	Blutdruck in	
	art. carot.	art. pulm.
4. Athemsuspension	135 mm. Hg.	230 mm. Sodalösung (19 mm. Hg.)
5. Athmung	60 mm. Hg.	95 mm. Sodalösung (8 mm. Hg.)
6. Compression der Aorta	160 mm. Hg.	100 mm. Sodalösung (8 mm. Hg.)
7. Blutstrom frei	40 mm. Hg.	75 mm. Sodalösung (6 mm. Hg.)
8. Compression der Aorta	130 mm. Hg.	90 mm. Sodalösung (8 mm. Hg.)
9. Blutstrom frei	30—45 mm. Hg.	100 mm. Sodalösung (8 mm. Hg.)
10. Unterbindung der Aorta an derselben Stelle	140 mm. Hg.	100 mm. Sodalösung (8 mm. Hg.)
11. Athemsuspension	sinkt sehr allmählich auf 130 mm. Hg.	sinkt im Anfang auf 80 mm. Sodalösung (7 mm. Hg.) steigt dann auf 200 mm. Sodalösung (17 mm. Hg.)
12. Athmung	150 mm. Hg.	70 mm. Sodalösung (6 mm. Hg.)
13. Athemsuspension	110 mm. Hg.	sinkt Anfangs auf 60 mm. Sodalösung (5 mm. Hg.) steigt dann auf 185 mm. Sodalösung (15 mm. Hg.)
14. Athmung	135 mm. Hg.	80 mm. Sodalösung (7 mm. Hg.)

Im ersten Theile dieses Versuchs hatte ich bei Compression der Brustaorta eine stärkere Blutdrucksteigerung in der Carotis erhalten, als bei Athemsuspension, trotzdem ergab die Aortencompression gar keine, oder wenigstens eine sehr unbedeutende Drucksteigerung in der Lungenarterie, während bei der Athemsuspension der Druck in der Pulmonalarterie in der gewöhnlichen Weise hoch in die Höhe ging. Schon dieser Befund fiel sehr schwer für die Existenz von Lungenvasomotoren ins Gewicht.

Es konnte die Blutdrucksteigerung in der Lungenarterie bei Athemsuspension nicht von der Drucksteigerung im Aortensystem abhängig sein, denn sie fehlte bei Compression der Brustaorta, obgleich dieselbe den Carotidendruck höher hinauftrieb, als die Athemsuspension.

Hiergegen war höchstens ein übrigens sehr wenig wahrscheinlicher Einwand möglich, der nämlich, dass mit Ausschaltung des grössten Theils des grossen Kreislaufs die Communication zwischen Aortensystem und Lungenarterie nicht mehr gross genug sei, um die Fortpflanzung der Drucksteigerung vom grossen in den kleinen Kreislauf zuzulassen. Es liess sich dieser Einwand dadurch prüfen, dass man die Athmung bei unterbundener Brustaorta aussetzte. War derselbe begründet, so durfte auch hierbei keine Drucksteigerung in der Lungenarterie eintreten. Die Resultate, die mir dieser Versuch lieferte, waren endgültig entscheidend für die Frage der Lungenvasomotoren.

Es trat nämlich bei der Athemsuspension nicht nur die gewöhnliche Drucksteigerung in der Lungenarterie in typischer Weise ein, es ging der Lungenarteriendruck auf mehr als das Doppelte in die Höhe, nachdem er wie gewöhnlich im Anfange um ein Geringes gesunken war, sondern es trat diese Drucksteigerung ein, während der Carotidendruck durch die Athemsuspension nicht nur nicht gesteigert, sondern vielmehr nicht unerheblich herabgedrückt wurde.

Ich kann auf eine ausführliche Erörterung dieser letzten Erscheinung, die vielleicht auf eine überwiegende Wirkung erweiternder Nerven in dem offen gebliebenen Gefässgebiet zu beziehen ist, hier nicht näher eingehen; jedenfalls war hiermit das vorhin aufgestellte Postulat erfüllt, **ich hatte bei der Erstickung eine Blutdrucksteigerung in der Lungenarterie, ohne gleichzeitige Steigerung des Carotidendrucks erhalten und ich kann damit die Existenz von vasomotorischen Nerven der Lungengefässe für erwiesen halten.**

Für die Lösung der Frage, die ich im Auge hatte, kam aber nicht allein das Vorhandensein der Lungengefässnerven in Betracht, sondern ich musste auch die Bahnen feststellen, innerhalb deren sie verlaufen. Treten sie mit den nervis vagis zur Lunge, wie dies vielfach angenommen wird, oder verlaufen sie innerhalb des Halstheils des Rückenmarks? Dass die Durchschneidung beider nervi vagi den Blutdruck in der Lungenarterie nicht herabsetzt, hatte ich mehrfach zu sehen Gelegenheit gehabt [1]). Dieser Befund allein schloss schon die Möglichkeit einer neuroparalytischen Lungenhyperämie bei doppelseitiger Vagusdurchschneidung aus, und die Voraussetzung von Schiff und Genzmer erwies sich als irrig. Nicht aber konnten diese Beobachtungen als Beweis dafür betrachtet werden, dass die Vagi überhaupt keine Lungengefässnerven enthalten. Sie zeigten nur, dass die etwa in den Vagis verlaufenden vasomotorischen Fasern nicht im Zustande der tonischen Erregung sind, und da wir dies für die Lungengefässnerven schon aus andern Gründen für wahrscheinlich hielten, so war damit die vorliegende Frage nicht entschieden. Freilich konnten die Vagi nicht ausschliesslich die Gefässnerven der Lunge sein, denn schon aus bereits mitgetheilten Versuchen ging hervor, dass auch nach Durchschneidung beider Vagi durch Athemsuspension, Rückenmarksreizung und Strychninvergiftung eine Steigerung des Blutdrucks in der Lungenarterie zu erzielen war, aber daraus folgte noch nicht, dass sie nicht neben anderen Bahnen vasomotorische Nerven zur Lunge führten, und es musste die Lösung der Frage auf anderem Wege versucht werden. Es geschah dies durch elektrische Erregung des peripherischen Stumpfes des rechten Vagus, nachdem vorher auch der obere Ast der linken Lungenarterie unterbunden worden war. So wurden für den Fall, dass der Vagus Lungengefässnerven enthielt, die der rechten Lunge gereizt, während bei völlig ausgeschalteter linker Lungenarterie der Seitendruck des Stammes der Lungenarterie gemessen wurde. Es hätte sich also, vorausgesetzt, dass die Annahme richtig war, eine erhebliche Drucksteigerung zeigen

---

[1]) Es findet sich unter den mitgetheilten Versuchen in Versuch XVIII eine derartige Beobachtung.

müssen. Um die Wirkung der Vagusreizung auf das Herz zu eliminiren, wurden die Thiere vorher mit einigen Milligrammen Atropin vergiftet. Eine Reihe von derartigen Versuchen ergab ohne Ausnahme, dass die **periphere Vagusreizung ohne den geringsten Einfluss auf den Lungenarteriendruck ist.**

Versuch XXIII. Es wurde zu diesem Versuche der bereits in Versuch XIII und XVI benutzte Hund verwendet, nachdem derselbe 0,006 Atropin in die vena facialis dextra erhalten hatte. Der obere Ast der arteria pulmonalis sinistra war unterbunden.

Versuchsanordnung.	Blutdruck in	
	art. carot.	art. pulm.
1. Bei Beginn des Versuchs		22 mm. Hg.
2. Reizung des peripheren Stumpfes des nervus vagus dexter. Dauer 25 Sekunden. Rollenabstand von 10 auf 9 ctm. allmählich verringert		24 mm. Hg.
3. Nach Schluss der Reizung	100 mm.	25 mm. Hg.
4. Wiederholung der Reizung. Dauer 35 Sekunden. Rollenabstand von 9 auf 4 ctm. verringert.	140 mm.	25 mm. Hg.
5. Nach Schluss der Reizung	100 mm.	25 mm. Hg.
6. Reizung. Dauer 45 Sekunden. Rollenabstand von 6 auf 4 ctm. verringert	130 mm.	25 mm. Hg. Gerinnung.
7. Nach Wiedereröffnung der Kanüle	120 mm.	25 mm. Hg.

Versuch XXIV. Zu diesem Versuche wurde der bereits in den Versuchen XIV, XV u. XIX verwandte Hund genommen. Er erhielt 0,004 Atropin.

Versuchsanordnung.	Blutdruck in	
	art. carot.	art. pulm.
1. Bei Beginn des Versuchs	60 mm.	16 mm. Hg.
2. Reizung des peripheren Stumpfes des nervus vagus sinister. Dauer 80 Sekunden. Rollenabstand allmählich von 12 auf 6 ctm. verringert.	60 mm.	16 mm. Hg.
3. Nach Schluss der Reizung	60 mm.	16 mm. Hg.
4. Reizung des peripheren Stumpfes des nervus vagus dexter. Dauer 140 Sekunden. Rollenabstand allmählich von 12 auf 6 ctm. verringert.	100 mm.	15 mm. Hg.

Die beigefügte Fig. 8 zeigt einen Abschnitt der in Versuch XXIII erhaltenen Curve des Lungenarteriendrucks.

Da das Atropin die vasomotorischen Nerven nicht lähmt, so folgt aus diesen Versuchen, **dass die Vagi die Lungengefässnerven nicht enthalten, sondern, dass dieselben ausschliesslich im Halsmark nach abwärts verlaufen.**

Es ist dieses Ergebniss deshalb von besonderem Interesse, weil es beweist, dass die nach Vagusdurchschneidung auftretenden Veränderungen des Lungenparenchyms sicher weder mit einer neuroparalytischen Lungenhyperämie zusammenhängen, wie dies noch in neuester Zeit von Genzmer behauptet worden ist, noch überhaupt mit den Gefässnerven der Lunge etwas zu thun haben. Sollten wiederholte neue Untersuchungen zeigen, dass die Traube'sche Auffassung dieser Affectionen zur Erklärung derselben nicht durchweg ausreicht, so wird es sich hier doch sicher um andere nervöse Einwirkungen, als um vasomotorische handeln.

Wie konnten die vorstehenden Versuchsergebnisse für die Frage des von mir gesuchten Regulationsmechanismus verwendet werden? Die Existenz gefässverengernder Nerven hatte nur dann für mich einen Werth, wenn dieselben sich in tonischer Erregung befanden, dann konnte durch den Wegfall des Tonus eine Erweiterung der freibleibenden Bahnen der Lungenarterie stattfinden. Fehlte der Tonus, so konnte die Regulation nur durch gefässerweiternde Nerven geleistet werden, und für diese fehlte in meinen Versuchen jeder Anhalt.

Selbst wenn ich aber das Vorhandensein derselben noch für möglich hielt, so war für mich durch diese Versuchsergebnisse der weitere Weg der Untersuchung festgestellt. Da die Gefässnerven der Lunge ausschliesslich durch das Halsmark verliefen, so musste, vorausgesetzt, dass die Regulation des Blutstroms in der Lunge bei Unterbindung einer Lungenarterie durch Gefässnerven irgend welcher Art bedingt war, diese Regulation bei Thieren mit durchschnittenem Halsmark fortfallen. Bei ihnen musste nach Unterbindung einer Lungenarterie der arterielle Druck sinken.

Zuerst wagte ich nicht, den Thieren nach der Halsmarkdurchschneidung noch die eine Lungenarterie zu unterbinden, ich begnügte mich damit, ihnen Lungenembolien zu machen, weil ich fürchtete, dass sie die doppelte Operation nicht vertragen würden. Es zeigte sich aber, dass dieses Verfahren kein zweckmässiges ist. Denn bei dem Herabgehen des Drucks und bei der Verlangsamung der Blutströmung, die in Folge der Halsmarkdurchtrennung eintritt, wurden von den Pfröpfen nur wenige in die Lungenarterie geschwemmt. Die Mehrzahl blieb dauernd im rechten Herzen. Ich musste deshalb trotz aller Bedenken in der andern Weise vorgehen, und fand bald, dass die Bedenken ungegründet gewesen waren. Wiederholt habe ich den Versuch in der Weise angestellt, dass den Thieren zuerst ein Faden um die linke Lungenarterie geführt, dann das Halsmark durchschnitten, und abwechselnd die linke Lungenarterie comprimirt und freigelassen wurde. Niemals habe ich einen Hund dabei verloren. Die vollkommene Durchtrennung des Rückenmarks wurde hinterher stets constatirt.

Alle diese Versuche zeigten mir übereinstimmend, dass auch nach Durchschneidung des Halsmarks die Ausschaltung eines grossen Abschnitts der Lungenarterienbahn, ohne Einfluss auf den Druck im Aortensystem bleibt.

Versuch XXV. Ein mittelgrosser kräftiger Hund wurde nach eingeleiteter künstlicher Respiration curarisirt, und der Druck in der rechten Schenkelarterie gemessen. Er betrug 120 mm. Quecksilber. Bei der darauf vorgenommenen Durchtrennung des Rückenmarks in der Höhe des 2. Halswirbels trat eine starke Blutung ein, welche durch Eisenchloridwatte gestillt wurde.

Der arterielle Druck war in Folge der Operation auf 24 mm. gesunken. Es werden 225 Ctm. einer halbprocentigen Kochsalzlösung in die rechte vena jugularis externa injicirt. Der Druck stieg auf 40 mm. Hierauf wurden ca. 10 mm. lange, 3 mm. dicke Paraffinpfröpfe in die vena jugularis externa dextra eingeführt und ins Herz getrieben.

Zeit.	Versuchsanordnung.	Blutdruck in der art. fem. d.
	Anfangsdruck	120 mm. Hg.
	Halsmark durchschnitten	-24 mm.
	Infusion von 225 Ctm. Kochsalzlösung .	40 mm.
2 h. 28	Embolus Nr. I und II	40 mm.
2 h. 30	„ Nr. III, IV, V	40 mm.
2 h. 31	„ Nr. VI	40 mm.
2 h. 34	„ Nr. VII	40 mm.
2 h. 38	„ Nr. VIII und IX	30 mm.
2 h. 40		45 mm.
2 h. 42	„ Nr. X	40 mm.
2 h. 45	„ Nr. XI	40 mm.
2 h. 47	„ Nr. XII und XIII	40 mm.
	Infusion von 75 Ctm. Kochsalzlösung	
2 h. 50	Embolus Nr. XIV	45 mm.

Der Hund wird durch Injektion einer Lösung von Anilinblau in die vena jugularis externa getödtet.

Bei der unmittelbar nach dem Tode vorgenommenen Obduktion fanden sich im rechten Herzen 9 Emboli.

In der rechten Lunge fand sich ein sehr grosser Pfropf in der Hauptarterie des obern Lappens, indess nicht festsitzend, ein zweiter in der Hauptarterie des Mittellappens festsitzend, so dass vom Mittellappen nur das oberste Viertel injicirt ist. Ein festsitzender Embolus findet sich ferner in dem nach vorn gehenden Theilast erster Ordnung der Arterie des Unterlappens, auch in dem hinteren Theile des Unterlappens versorgenden Aste sitzt ein Pfropf fest, so dass vom Unterlappen nur ein schmaler Raum in der Mitte injicirt ist. Der zungenförmige Anhang des Unterlappens ist frei von Pfröpfen und injicirt.

Im Unterlappen der linken Lunge findet sich im vorderen Theilast erster Ordnung ein festsitzender Embolus, dem entsprechend im vorderen Drittel des Unterlappens keine Injektion. Sonst finden sich links keine Pfröpfe, die Injektion ist fleckig, aber sonst vollständig.

Versuch XXVI. Bei einem mittelgrossen curarisirten Hunde betrug der Blutdruck in der linken Carotis 120 mm. Quecksilber. Nach Eröffnung der linken Thoraxhöhle stieg derselbe auf 135 mm. Als darauf ein Faden um die linke Lungenarterie gelegt wurde, war er auf

100 mm. gesunken. Darauf wurde das Rückenmark in der Höhe des 2. Halswirbels durchtrennt; der Blutdruck sank auf 45 mm. Nachdem die arteria pulmonalis sinistra durch Knotung des Fadens unterbunden war, betrug er gleichfalls 45 mm.

Versuch XXVII. Ein kleiner Hund wurde nach eingeleiteter künstlicher Respiration curarisirt. Der in der rechten Carotis gemessene Druck betrug 170 mm. Nach Eröffnung der linken Pleurahöhle und nach Umlegen eines Fadens um die linke Lungenarterie beträgt der Mitteldruck 160 mm. Abwechselnde Compression und Freigebung der linken Lungenarterie ändert denselben nicht. Es wurde hierauf das Rückenmark in der Höhe des 2. Halswirbels durchschnitten, und es sank der arterielle Druck auf 35—40 mm. Auch jetzt hat das abwechselnde Comprimiren und Freilassen der linken Pulmonalarterie keinen Einfluss auf den arteriellen Druck. Als sodann 225 Ctm. einer halbprocentigen Kochsalzlösung in die linke vena jugularis externa injicirt worden waren, hob sich der Druck auf 60 mm., ohne dass die Compression der Lungenarterie ihn nach irgend welcher Richtung zu ändern vermag.

Versuch XXVIII. Bei einem mittelgrossen curarisirten Hunde, bei welchem mehrfache Versuche einer Druckmessung im rechten Herzen gemacht worden waren, wurde nach Eröffnung der linken Pleurahöhle ein Faden um die linke Lungenarterie gelegt. Der Blutdruck, gemessen in der linken arteria femoralis, war allmählich von 150 mm. auf 100 mm. gesunken. Diesen Stand behielt er bei, während wiederholt die linke Lungenarterie comprimirt und freigelassen wurde, auch mehrere Minuten andauernde Compression hatte keinen andern Einfluss auf denselben. Nach Durchschneidung des Rückenmarks in der Höhe des 2. Halswirbels sank der Druck auf 40—45 mm. Auch jetzt blieb seine Höhe unverändert bei Compression der linken Lungenarterie.

Wenn in den soeben mitgetheilten Versuchen nach der Halsmarkdurchschneidung mehrfach grössere Mengen Kochsalzlösung in die Blutgefässe injicirt wurden, so geschah dies aus folgendem Grunde. Bei der Halsmarkdurchschneidung sind grössere Blutverluste nicht mit Sicherheit zu vermeiden. Bei sehr schwach gefülltem Gefässsystem konnte vielleicht die eine Lungenarterie sehr leicht das Blutquantum der anderen mit übernehmen, ohne dass die Regulationsvorrichtungen, die in der Norm dabei thätig sind, in Funktion treten. Deshalb wurde in derartigen Fällen der Inhalt des Gefässsystems durch Flüssigkeitsinjectionen künstlich erhöht. Es sind die angeführten Versuche nach zwei Richtungen hin beweisend. Erstens zeigen sie, dass die innerhalb des Halsmarks verlaufenden Gefässnerven der Lunge bei der vielbesprochenen Regulation nicht in Betracht kommen. Sie sind es ferner, auf welche ich bereits vorhin hindeutete, als ich von der sehr unwahrscheinlichen Annahme sprach, dass das Druckniveau im Aortensystem bei Unterbindung einer Lungenarterie lediglich durch die Thätigkeit der Vasomotoren des grossen Kreislaufs constant erhalten würde, dass trotz des constanten Arteriendrucks eine geringere Blutmenge vom rechten Ventrikel ins linke Herz hinüber geschafft wird. Hier waren alle Vasomotoren des grossen Kreislaufs eliminirt, und trotzdem behielt der Blutdruck dieselbe Höhe bei, nachdem die Hälfte der Lungenbahn ausgeschaltet worden war.

Durch diese Versuchsreihe wird also die Annahme, dass die Regulation nach Unterbindung einer Lungenarterie durch Vermittlung der vasomotorischen Nerven geschehe, widerlegt, und ich musste mich der allein noch übrig bleibenden Auffassung zuwenden. Hiernach sollte der Ausfall des abgeschnittenen Gebietes des Lungenstrombettes ausgeglichen werden durch die vermehrte Stromgeschwindigkeit in den übrig bleibenden Gefässen. Die Steigerung der Stromgeschwindigkeit sollte herbeigeführt werden durch eine Drucksteigerung in dem central von der Unterbindungsstelle gelegenen Abschnitt der Lungenarterie. Ehe ich diesen Gedankengang als richtig acceptiren durfte, schien es mir unerlässlich, diese Drucksteigerung auch wirklich nachzuweisen, und es konnte dies allem Anschein nach gar keine Schwierigkeiten haben.

Die einfachste Versuchsanordnung schien mir zu diesem Zwecke folgende zu sein. Vor Einführung des Manometers in den untern Ast der arteria pulmonalis sinistra wurde ein Faden um den obern Ast der linken Lnngenarterie gelegt und nach geschehener Blutdruckmessung dieser Ast abwechselnd comprimirt und frei gegeben. Schliesslich wurde er unterbunden, und eine Reihe von Embolis durch die einc Jugularvene in die rechte Lunge geschickt.

Das überraschende Resultat dieser Versuche war nun, dass Compression, oder Zuschnürung des obern Astes der linken Lungenarterie d. h. Abschluss der noch offenen Theile der linken Lungenarterie keine merkbare Steigerung des Drucks in der Pulmonalarterie bewirkt. Jede weitere Einengung des Strombetts durch embolische Verschliessung eines Theils der rechten Lungenarterie steigert jedoch den Druck in der arteria pulmonalis sehr erheblich, und zwar schon zu einer Zeit, in welcher der Carotidendruck noch seinen unveränderten Stand beibehält. Endlich kommt aber ein Zeitpunkt, wo trotz des sehr hohen Lungenarteriendrucks der Carotidendruck zu sinken beginnt; und schliesslich kann der Druck in der Lungenarterie ebenso hoch, ja höher werden, als in der peripheren Arterie.

Ich füge hier wieder einige der Versuche, aus denen dies Resultat gefolgert ist, bei:

Versuch XXIX. Bei einem mittelgrossen curarisirten Hunde wurde gleichzeitig der Blutdruck in der arteria carotis dextra und in dem untern Aste der arteria pulmonalis sinistra gemessen. In der Carotis betrug er im Mittel 120, in der arteria pulmonalis 10—12 mm. Quecksilber. Hierauf wurde durch einen um den obern Ast der linken Lungenarterie gelegten Faden das Gefäss abwechselnd comprimirt und freigelassen. Hierbei blieb der Blutdruck in beiden Gefässen unverändert.

Versuch XXX. Ein kleiner schlanker Hund wurde nach eingeleiteter künstlicher Respiration curarisirt, und der Blutdruck in der rechten Carotis und im untern Aste der linken Lungenarterie gemessen. Vorher war ein Faden um den obern Ast desselben Gefässes geführt worden.

Zeit.	Versuchsanordnung.	Blutdruck in		Bemerkungen.
		carot. d.	art. pulm. s.	
1 h. 56	Anfangsdruck	100 mm.	20 mm. Hg.	
	Compression des obern Astes ohne Einfluss auf den Druck in beiden Gefässen. Ebenso die Lockerung.			
1 h. 5	Unterbindung des obern Astes der art. pulm. sin.	100 mm.	20 mm. Hg.	

Zeit.	Versuchsanordnung.	Blutdruck in carot d.	art. pulm. s.	Bemerkungen.
	Embolien von gefärbten Paraffinpfröpfen von der ven. jugular. ext. sin. aus.			
2 h. 9	Embolus Nr. I. weiss gefärbt	90—130	20 mm.	Der Arteriendruck macht von der Athmung unabhängige rythmische Schwankungen (Traube'sche Wellen). Der Pulmonalarteriendruck steigt unmittelbar nach dem Nachspritzen etwas und sinkt dann wieder auf den alten Werth.
2 h. 13	Embolus Nr. II grün .		Gerinnung.	
2 h. 25		100—130	23 mm. Hg.	
2 h. 32	„ Nr. III rosa .	95—120	26 mm.	
2 h. 35	„ Nr. IV kirschroth		40 mm.	
2 h. 37		95—125	37 mm.	Arterienblut sehr dunkel. Beschleunigung der künstlichen Athmung.
2 h. 40	Embolus Nr. V blau .		Gerinnung.	
2 h. 45		60	47 mm.	
2 h. 52	„ Nr. VI gelb .	70	47 mm.	
2 h. 55	„ Nr. VII roth mit einem Faden armirt	70	47 mm.	
2 h. 3	Embolus Nr. VIII blau mit Faden	50	50 mm.	

Injection von 100 Ctm. Berlinerblau-Aufschwemmung in die vena jugularis externa sin. Der Hund stirbt dabei.

Obduktion unmittelbar nach dem Tode. Im rechten Herzen 5 Emboli und zwar III, V, VI, VII, VIII.

Embolus Nr. IV sitzt locker im Hauptstamm der arteria pulmonalis.

Fest zugebunden ist die Arterie zum linken Oberlappen, doch sind geringe Mengen blauer Farbe in den Lappen hineingekommen. Unterlappen der linken Lunge völlig ungefärbt.

Im Oberlappen der rechten Lunge sitzt kein Pfropf, die Injektion ist vollständig. Im Hauptast des Mittellappens sitzt Embolus Nr. II, aber lose; der Ast ist nicht verlegt, da auch hier die Injektion bis auf einige Inseln vollständig ist. In einem Ast zweiter Ordnung des Unterlappens, der nach hinten geht, sitzt Pfropf I, hinter ihm aber auch reichliche Injektion. Der zungenförmige Anhang des Unterlappens ist frei von Embolis und gut injicirt.

Von allen 8 Embolis, die während dieses Versuchs eingeführt wurden, hat nicht ein einziger eine wirkliche Gefässverstopfung gemacht. Es scheinen hiernach auch nicht obturirende Pfröpfe durch die Hindernisse, die sie in die Circulation einschalten, drucksteigernd zu wirken, nur trat hier die Drucksteigerung nicht unmittelbar mit dem Eintreten des Pfropfs, sondern allmählich auf.

Versuch XXXI. Bei einem mittelgrossen Hunde wurde in der Morphiumnarkose der Blutdruck gleichzeitig in der rechten Carotis und im untern Aste der linken Lungenarterie gemessen. Vor Eröffnung der Thorax wurde künstliche Respiration eingeleitet.

Der Druck in der Carotis war Anfangs 55 mm., stieg dann allmählich auf 70 mm. Quecksilber. Der Druck in der Lungenarterie beträgt 20 mm. Quecksilber. Da häufige Muskelzuckungen und sehr grosse Unruhe des Thieres die Messungen sehr erschweren, wird dasselbe noch nachträglich curarisirt.

Versuchsanordnung.	Blutdruck in		Bemerkungen.
	carot. d.	art. pulm. s.	
1. Anfangsdruck	70 mm.	19 mm. Hg.	
2. Compression und Unterbindung des obern Astes	70 mm.	19 mm.	
Gefärbte Paraffinpfröpfe in die vena jugul. ext. sin.			
3. Embolus Nr. I rosa . .	50—110	19 mm.	In der Carotis weite von der Respiration unabhängige rythmische Schwankungen, der Lungenarteriendruck bleibt davon unberührt.
4. „ Nr. II blau . .	50—110	35 mm.	

Nach einiger Zeit wird Anilinblaulösung in die vena jugularis externa sinistra injicirt. Der Hund stirbt dabei.

Obduktion unmittelbar nach dem Tode. Die linke Lunge ist frei von Farbstoff.

Die rechte Lunge zeigt im untern Lappen eine fast die Hälfte des Lappens einnehmende scharf begrenzte nicht injicirte Stelle. In der zuführenden Arterie sitzt der blau gefärbte Embolus. Die übrigen Lappen sind gut injicirt.

Der rosa gefärbte Embolus findet sich im gemeinsamen Hauptstamme dicht über den Klappen.

Die Inconvenienzen der embolischen Gefässverstopfung für meine Zwecke, hauptsächlich die grosse Unsicherheit des Erfolges, oder doch der Grösse des Erfolges leuchten aus diesen Versuchen ein. Insbesondere ist der Versuch XXX ein beredtes Beispiel dieser Uebelstände. Von acht Embolis kamen in diesem Versuche nur drei in die Lunge und von diesen dreien kein einziger so, dass er den Blutstrom in dem betreffenden Gefässe ganz verlegte. Freilich sind auch unvollkommen obturirende Pfröpfe zweifellose Stromhindernisse, — das Resultat des Versuches zeigt dies aufs evidenteste — doch ist ihr Einfluss so schwer zu taxiren, dass sie für die Entscheidung unserer Frage schlecht zu verwerthen sind. Es schien mir deshalb wünschenswerth, der rechten Lungenarterie direkt beizukommen, und dies war nur möglich, wenn man beide Thoraxhälften öffnete. Ich habe auch dies versucht und will ein derartiges Experiment hier mittheilen.

Versuch XXXII. Bei einem kleinen curarisirten Hunde wurde zuerst eine Druckmessung im rechten Herzen mittelst einer von der vena jugularis externa dextra ins rechte Herz geführten Glasröhre versucht. Es zeigte das mit der Glasröhre verbundene Quecksilbermanometer eine Druckhöhe von 10 mm. an. Der Druck in der linken Carotis betrug 90 mm. Quecksilber.

Es wurde hierauf die rechte Thoraxhälfte geöffnet und ein Manometer in den untern Ast der rechten Lungenarterie eingesetzt; es zeigte 18 mm. Quecksilber. Der Carotidendruck war während dieser Manipulation auf 70 mm. gesunken. Darauf wurde die linke Pleurahöhle geöffnet, ohne dass dies irgend welchen Einfluss auf den Blutdruck in beiden Gefässen hatte. Bei der darauf folgenden Unterbindung der arteria pulmonalis sinistra fand eine mässige Blutung aus derselben statt. Nach der Unterbindung stieg der Druck in der rechten Lungenarterie bis auf 35 mm. Quecksilber, während der Carotidendruck nur sehr unbedeutend herunterging. Als nun noch der obere Ast der rechten Lungenarterie zugeklemmt wurde, so dass nur noch der mittlere Ast und der zum zungenförmigen Anhang des Unterlappens führende frei blieb, stieg der Carotidendruck hoch an, und das Thier starb an Erstickung.

Auch in diesem Versuche also fand sich, dass der Verschluss von mehr als der Hälfte der Lungenarterienbahn eine Drucksteigerung in den freibleibenden Theilen der arteria pulmonalis setzt.

Wie stellten sich nun die Resultate dieser Versuche zu der Annahme, dass die Regulation der Blutcirculation in der Lunge bei Ausschaltung von Abschnitten ihres Gefässsystems auf hydraulischem Wege erfolgt, dass die Drucksteigerung in den offenen Gefässgebieten eine Beschleunigung der Blutströmung bedingt, welche die Folgen der Störung compensirt? Es bot diese Auffassung für die höchsten Grade der Strombetteinengung keine Schwierigkeit, denn für diese Fälle liess sich eine nicht unerhebliche Drucksteigerung in den offen gebliebenen Gefässabschnitten durch das Experiment darthun. Wohl aber war die Erklärung misslich für die geringeren Grade, in welchen das Quecksilbermanometer nicht die geringste Erhebung gezeigt hatte, während der obere Ast der linken Lungenarterie abgeschnürt wurde. Es musste für diese Fälle angenommen werden, dass die Drucksteigerung zwar vorhanden, aber nicht erheblich genug sei, um sich am Quecksilbermanometer geltend zu machen. Vorausgesetzt aber selbst, dass diese Annahme richtig, konnte denn eine so geringe Drucksteigerung eine so erhebliche Blutstrombeschleunigung bewirken, dass dieselbe Blutmenge die offen gebliebenen Gefässabschnitte in der Zeiteinheit durchströmte? Nur dann, wenn diese Drucksteigerung zugleich eine sehr erhebliche Dehnung der durchströmten Gefässe bedingte. Jede Drucksteigerung muss eine gewisse Ausdehnung der Gefässe zur Folge haben. Ihre Grösse ist auf der einen Seite abhängig von der Grösse des auf ihrer Wandung lastenden Drucks, auf der andern Seite aber auch von der

Dehnbarkeit ihrer Wandung. Sehr dehnbare dünnwandige Gefässe, wie Venen und Lymphgefässe werden schon bei einem sehr geringen Druck hochgradig ausgedehnt. Es war also nur dann denkbar, dass die sehr geringe Drucksteigerung in den freibleibenden Theilen der Lungenarterie genügte, um die Gefässe hinreichend auszudehnen, wenn man für dieselben eine grosse Dehnbarkeit voraussetzte. Diese Voraussetzung trifft aber für die Lungenarterie und ihre Verzweigungen vollkommen zu, ich habe bei den Versuchen, die die Grundlage dieser Arbeit bilden, genügend Gelegenheit gehabt, mich von der ausserordentlichen Dehnbarkeit der Wandungen des Stammes und der grossen Aeste der Lungenarterie zu überzeugen. Jede Pulswelle bedingt eine sehr hochgradige Erweiterung des Gefässes, eine Erweiterung, die sehr erheblich grösser ist, als an den Körperarterien gleichen Kalibers.

So war es immerhin denkbar, dass schon eine sehr geringfügige Drucksteigerung genügte, um eine erhebliche Erweiterung des Querschnitts der Lungenarterie und ihrer Aeste zu bedingen, aber es war mir bisher noch nicht gelungen, für die geringeren Grade der Strombetteinengung auch nur eine unbedeutende Drucksteigerung nachzuweisen. Ich musste versuchen, ob mir dies mit feineren Hilfsmitteln gelänge. Zu diesem Zwecke vertauschte ich das Quecksilbermanometer mit einem mit Sodalösung gefüllten und so gelang es mir in der That, auch für die weniger umfangreichen Gefässverschliessungen im Lungengefässsystem in den freibleibenden Theilen Drucksteigerungen nachzuweisen. Als Belag hierfür soll folgender Versuch gelten.

Versuch XXXIII. Kleiner Hund. Curare. Künstliche Respiration. Beide Vagosympathici durchschnitten.

Der Thorax wurde beiderseits eröffnet, und es wurden Fäden um den Stamm der linken Lungenarterie und um ihre beiden Hauptäste gelegt.

Der Blutdruck wurde in der rechten Carotis und im untern Aste der rechten arteria pulmonalis gemessen.

Versuchsanordnung.	Blutdruck in	
	art. carot.	art. pulm. d.
1. Vor Beginn des Versuchs . .	40 mm. Hg.	180 mm. Sodalösung (15 mm. Hg.)
2. Compression des Stammes der linken Lungenarterie. . . .	40 mm. Hg.	265 mm. Sodalösung (22 mm. Hg.)
3. Blutstrom frei	40 mm. Hg.	180 mm. Sodalösung (15 mm. Hg.)
4. Compression der linken Lungenarterie	40 mm. Hg.	255 mm. Sodalösung (21 mm. Hg.)
5. Blutstrom frei	40 mm. Hg.	160 mm. Sodalösung (13 mm. Hg.)
6. Compression der linken Lungenarterie.	40 mm. Hg.	245 mm. Sodalösung (20 mm. Hg.)
7. Blutstrom frei	40 mm. Hg.	160 mm. Sodalösung (13 mm. Hg.)
8. Compression des untern Astes der linken Lungenarterie . .	40 mm. Hg.	225 mm. Sodalösung (19 mm. Hg.)
9. Blutstrom frei	40 mm. Hg.	160 mm. Sodalösung (13 mm. Hg.)
10. Compression des obern Astes.	40 mm. Hg.	215 mm. Sodalösung (18 mm. Hg.)
11. Blutstrom frei	40 mm. Hg.	165 mm. Sodalösung (14 mm. Hg.)

In diesem Versuch war die Drucksteigerung, welche die Unterbindung des obern Astes der linken Lungenarterie bewirkte, deutlich nachweisbar, ja sie war sogar nicht unerheblich, sicher erheblicher als in den vorher erwähnten Versuchen, denn sonst würde sie meiner Aufmerksamkeit nicht entgangen sein. Der Grund für dieses wechselnde Resultat fand sich in folgendem anatomischen Verhalten. Der obere Ast der linken Lungenarterie giebt schon sehr frühzeitig einen Zweig ab, der gleichfalls in den obern Lungenlappen eintritt, die Grösse dieses Zweiges, welcher stets ausserhalb der Ligatur gelegen hatte, ist eine sehr wechselnde, und von diesem Umstande hängt es ab, dass die Compression des obern Astes an der von mir gewählten Stelle ein Eingriff von sehr verschiedener Bedeutung ist. Der obere Ast der linken Lungenarterie ist an und für sich bedeutend kleiner, als die untern Lungenarterienäste, und wenn nun noch ein nicht unerheblicher Theil ihres Blutes durch den freibleibenden Zweig derselben zum obern Lungenlappen geführt wurde, so war es nicht wunderbar, dass die Compression nur sehr unerhebliche Wirkungen entfalten konnte. Dieser freibleibende Zweig war auch die Ursache, dass in Versuch XXIX trotz Zuklemmung des obern Astes noch Farbstoff in einen Theil des obern Lappens gekommen war.

Ich war also vollauf berechtigt anzunehmen:
1. dass bei Verschluss einzelner Abschnitte der Lungenarterie durch den offengebliebenen Rest derselben dieselbe Blutmenge strömt, wie vorher durch den gesammten Querschnitt der Gefässbahn;
2. dass dies erreicht wird durch Drucksteigerung in den offen gebliebenen Abschnitten und durch die aus der Drucksteigerung resultirende gleichzeitige Strombeschleunigung und Dehnung der Gefässwände;
3. dass dieser Mechanismus im Stande ist, die Folgen sehr erheblicher Gefässverschliessungen bis zu drei Viertel der Lungenarterienbahn zu compensiren, dass aber nach Ueberschreitung dieser Grenze trotz des weiteren Ansteigens des Drucks in dem offengebliebenen Rest der Blutzufluss zum linken Herzen verringert wird, und der Druck im Aortensystem sinkt.

Kehren wir nun zu denjenigen klinischen Betrachtungen zurück, welche der Ausgangspunkt der vorstehenden Untersuchungen waren, und fragen wir, in wieweit die Resultate derselben geeignet sind, unsere Auffassung der dort genannten Krankheitsprocesse zu modificiren.

Es ist zunächst klar, dass der hämorrhagische Infarkt, die Embolie einzelner Lungenarterienäste, ja sogar eine beträchtliche Anzahl derartiger Embolien den arteriellen Blutdruck in keiner Weise herabsetzen können. Wenn nichts destoweniger für den hämorrhagischen Infarkt der Lunge eine

Reihe von Symptomen angegeben werden, welche auf ein Absinken des Arteriendrucks zu beziehen sind, so ist dabei in erster Linie in Betracht zu ziehen, dass ein grosser Theil dieser Beobachtungen an Individuen gemacht sind, bei welchen die Herzthätigkeit schon nicht mehr in der normalen Weise von Statten ging. Wenn das rechte Herz schon an und für sich nicht mehr im Stande ist, eine genügende Blutmenge durch die Lunge in das linke Herz zu befördern, so wird jede an und für sich bedeutungslose Verlegung eines Theils der Lungenarterienbahn im Stande sein können, die Erscheinungen einer plötzlichen Druckerniedrigung im Aortensystem herbeizuführen. Es muthet dieses Ereigniss nach meinen Versuchen dem rechten Herzen eine grössere Arbeitsleistung zu, und wenn dasselbe schon nicht mehr im Stande ist, ohne dieses Hinderniss die normalen Circulationsverhältnisse zu erhalten, wird es dieses Plus zu leisten, sicher nicht in der Lage sein. Ich möchte aber weiter daran erinnern, dass man unter Umständen ähnliche Erscheinungen: hochgradige Blässe, Verschwinden oder Kleinwerden des Arterienpulses auch im Momente einer Embolie im grossen Kreislauf beobachten kann. Hier kann die Circulationsstörung als solche diesen Effect nicht verschuldet haben, und man wird hier an andere Einflüsse denken müssen, Einflüsse, welche auch für das Auftreten dieser Symptome bei Lungenembolien in Betracht gezogen werden müssen. Sicherlich verläuft ein grosser Theil der Lungenembolien ohne alle derartige Vorkommnisse, und das hämorrhagische Sputum ist das erste Zeichen, welches auf das eingetretene Ereigniss hinweist. Dass alle diese Erörterungen für eine Embolie des gemeinsamen Stammes der Lungenarterie nicht in Betracht kommen, dass bei diesem Vorgange alle Consequenzen einer plötzlichen Blutleere des Aortensystems mit aller Schärfe eintreten müssen, bedarf wohl kaum der Erwähnung. —

Von mehr praktischer Bedeutung sind die Folgerungen, welche sich aus meinen Versuchen für die Auffassung der Circulationsverhältnisse bei pleuritischen Exsudaten ergeben. Dass die von Traube in so ausgezeichneter Weise geschilderten Symptome grösseren Pleuraergüssen wirklich zukommen, ist ja über allen Zweifel erhaben. Jeder, der eine

Reihe grosser pleuritischer Exsudate zu beobachten Gelegenheit hatte, kennt sie, jeder, der eine Reihe von Thoracentesen gemacht hat, weiss, dass sie mit der Punktion des Exsudats, ganz wie Traube dies angiebt, zu verschwinden pflegen und mit der Wiederansammlung der Flüssigkeit wiederkehren. Es ist somit ausser Zweifel gestellt, dass die Ansammlung grösserer Flüssigkeitsmengen in einer Pleurahöhle erniedrigend auf den Arteriendruck wirkt.

Ebenso zweifellos ist es aber, dass sie diese Wirkung nicht durch Verengerung des Strombetts der Pulmonalarterie entfaltet, und das Ansteigen des Drucks nach der Punktion nicht auf Rechnung der Wiederentfaltung comprimirter Lungenabschnitte, comprimirter Lungengefässe zu setzen ist.

Die Unmöglichkeit dieser Auffassung ergiebt sich unmittelbar aus meinen Versuchen. Es ist vielmehr diese Druckerniedrigung einzig und allein die Folge der Compression und der Verschiebung des Herzens und der durch sie bedingten Zerrung und Knickung der grossen Gefässstämme. So lange ein pleuritisches Exsudat das Herz unbeeinträchtigt lässt, hat es auch keinerlei Rückwirkung auf den Arteriendruck. Sehr langsam entstehende und sehr langsam wachsende pleuritische Ergüsse lassen gleichfalls den arteriellen Druck unbeeinflusst, aber nicht, weil der rechte Ventrikel Zeit gewinnt, zu hypertrophiren und durch den verengten Querschnitt der Lungenarterie dasselbe Blutquantum, wie früher zu treiben, sondern weil das Herz sehr langsam und allmählich dislocirt wird und sich deshalb seiner neuen Lage viel besser accommodirt, als wenn es innerhalb weniger Tage in diese Stellung gedrängt wird. Die sehr langsam dislocirten grossen Gefässstämme dehnen sich, ohne zu knicken und sind deshalb im Stande, auch in der neuen Lage in ausreichender Weise zu funktioniren.

Es erklären sich jetzt ferner eine Reihe von Widersprüchen, welche die frühere Auffassung zu erklären ausser Stande war. Es ist leicht verständlich, weshalb eine Entleerung der Pleurahöhle die Stauungserscheinungen und die Erniedrigung des Drucks im Aortensystem auch dann zu heben im Stande ist, wenn das Lungenparenchyms sich nicht wieder ausdehnt. Dieser Vorgang tritt ein, wenn man ein altes, schon längere Zeit bestehendes Empyem durch einen Einschnitt in die Brustwand entleert. Die lange Zeit comprimirt gewesene Lunge ist nicht im Stande, sich auszudehnen, der Gefässquerschnitt bleibt daher derselbe, wie vor der Punktion und doch steigt die Spannung und Weite der Radialarterien, die Stauungserscheinungen schwinden. Die Punktion hat hier lediglich den Druck auf das Herz beseitigt.

Ebenso leicht verständlich ist es, weshalb ein offener Pneumothorax niemals diese Erscheinungen bedingt, weshalb dieselben nur bei geschlossener Thoraxhöhle auftreten, wenn die Luft in derselben unter erheblichem Drucke steht.

Es ist aber diese Auffassung der Circulationsverhältnisse nicht nur von theoretischer Wichtigkeit, sondern sie hat auch eine praktische Bedeutung für die Behandlung pleuritischer Ergüsse. Sie zeigt uns, dass, wenn wir wegen gefahrdrohender Erscheinungen pleuritische Exsudate entleeren müssen, wir die Gefahr schon dann beseitigen können, wenn wir das Herz in seine alte Lage zurückgeführt haben; die Compression der Lunge und ihrer Gefässe ist für diese Erscheinungen irrelevant. Wenn wir nicht aus anderen Gründen die Entfernung der Flüssigkeit bis an die äusserste Grenze der Möglichkeit treiben wollen, die Rücksicht auf die Lebensgefahr des Kranken zwingt uns zu forcirten Entleerungen nicht. Die Frage, ob dieselben überhaupt zweckmässig, oder nicht, kann ich hier selbstverständlich nicht behandeln, mir lag nur ob, auf die Möglichkeit einer unmittelbaren praktischen Verwerthung der oben entwickelten theoretischen Auseinandersetzungen hinzuweisen.

Breslau. F. W. Jungfer's Buchdruckerei.

Erklärung der Tafeln.

Tafel 1. Fig. 1. Carotidendruck bei abwechselnder Compression und Freigebung der linken Lungenarterie.

Die Zeitmessungen sind auf der Abscisse in Intervallen von 5 Sekunden markirt. Auf der untersten Linie sind die Momente der Eingriffe angegeben.

C. = Compression der linken Lungenarterie.
O. = Freigebung derselben.

Fig. 2. Lungenarteriendruck bei centraler Ischiadicusreizung.
Fig. 3. Lungenarteriendruck bei centraler Vagusreizung.
Fig. 4. Lungenarteriendruck bei depressorischer Wirkung der centralen Vagusreizung.

Tafel 2. Fig. 5. Lungenarteriendruck bei Athemsuspension und intakten Vagosympathicis.

Fig. 6. Lungenarteriendruck bei Athemsuspension und durchschnittenen Vagosympathicis.

Fig. 7. Lungenarteriendruck bei Reizung des verlängerten Marks durch Inductionsströme.

Fig. 8. Lungenarteriendruck bei peripherer Vagusreizung.

In den Figuren 2—8 ist von den unterhalb der Curve befindlichen Linien, die obere die Abscisse. Auf der unteren sind die Zeitmessungen in Intervallen von 5 Sekunden markirt. Die arabischen Ziffern über den Curven geben den Carotidendruck in Millimetern Quecksilber an; die römischen Ziffern unter den Curven den Abstand der Induktionsrollen in Centimetern.

R. = Beginn der Reizung.
Schl. = Schluss der Reizung.
Susp. = Athemsuspension.
Resp. = Wiederbeginn der Respiration.

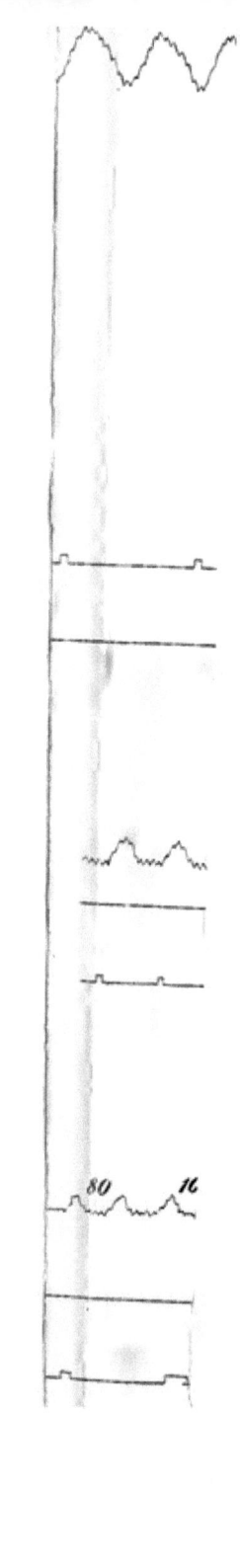

Verlag von **August Hirschwald** in Berlin.

Das Princip des Wachsthums.
Eine anatomische Untersuchung
von Prof. Dr. Fr. Boll.
1876. gr. 8. Mit 1 Kupfertafel und 3 Holzschnitten. 3 Mark.

UNTERSUCHUNGEN
über die
embolischen Processe
von Prof. Dr. Jul. Cohnheim.
1872. — gr. 8. — Mit 1 Tafel in Farbendruck. — 4 Mark.

Neue Untersuchungen
über die
ENTZÜNDUNG
von Prof. Dr. Jul. Cohnheim.
1873. gr. 8. 2 Mark 40 Pf.

Compendium
der pathologisch-anatomischen
DIAGNOSTIK
nebst Anleitung zur Ausführung von
Obductionen
von **Dr. J. Orth.**
1876. — gr. 8. — Preis 10 Mark.

DIE PHYSIOLOGIE DER HAUT
experimentell und kritisch bearbeitet
von **Dr. A. Roehrig.**
1876. gr. 8. 5 Mark.

GESAMMELTE BEITRÄGE
zur
Pathologie und Physiologie
von
Dr. L. Traube,
Geh. Medicinal-Rath, Prof. etc. zu Berlin.
In zwei Bänden complet. Mit 10 lithogr. Tafeln.
1871. gr. 8. Preis 32 Mark.

Breslau. F. W. Jungfer's Buchdruckerei.